全国中等卫生职业教育规划教材

供中等卫生职业教育各专业使用

病理学基础

（修订版）

主　编　周溢彪　刘起颖

副主编　周士珍　卢桂霞　汪　鹏

编　者　（以姓氏笔画为序）

王　行　诸暨市中医院

王占欣　许昌学院医学院

王珊珊　江苏省宿迁卫生中等专业学校

卢桂霞　首都医科大学附属卫生学校

刘起颖　郑州市卫生学校

李　萌　西安市卫生学校

汪　鹏　南昌市卫生学校

沈卫锋　桐乡市卫生学校

张　静　包头医学院职业技术学院

阿迪娜·阿义顶　新疆伊宁卫生学校

周　璐　重庆医药卫生学校

周士珍　安徽省淮南卫生学校

周溢彪　绍兴护士学校

赵清秀　新乡卫生学校

徐连英　黑河市卫生学校

科学出版社

北　京

内 容 简 介

本书重点突出对常见病和多发病的介绍,强调疾病基本病理变化与临床表现的联系,培养学生系统掌握医学知识和灵活运用病理学知识的能力,参考学时为54学时。全书每章前的"学习要点"诠释教学大纲的基本要求和学习重点;章节内设立"重点提示",提醒或诠释课程的学习要点、难点及学习技巧;章末以"讨论与思考"巩固强化重要的知识点并培养学生的拓展能力。语言简明扼要、由浅入深、图文并茂。新增数字化教辅资料,包括手机版 APP 和网络教学资料,其中手机版 APP 内设重要知识点/考点提示、练习题及模拟试卷,按照国家执业护士资格考试的要求设置题型,便于学生复习、巩固和检测。

本书供全国中等卫生职业院校各专业使用。

图书在版编目(CIP)数据

病理学基础／周溢彪,刘起颖主编 .—修订本 .—北京:科学出版社,2016
全国中等卫生职业教育规划教材
ISBN 978-7-03-048662-2

Ⅰ. 病… Ⅱ. ①周… ②刘… Ⅲ. 病理学−中等专业学校−教材
Ⅳ. R36

中国版本图书馆 CIP 数据核字(2016)第 127422 号

责任编辑:徐卓立 杨小玲／责任校对:郭瑞芝
责任印制:赵 博／封面设计:黄华斌

科 学 出 版 社 出版
北京东黄城根北街 16 号
邮政编码:100717
http://www.sciencep.com

北京汇瑞嘉合文化发展有限公司 印刷
科学出版社发行 各地新华书店经销

*

2016 年 6 月第 一 版 开本:787×1092 1/16
2018 年 1 月第三次印刷 印张:11 3/4
字数:269 000
定价:33.00 元
(如有印装质量问题,我社负责调换)

全国中等卫生职业教育规划教材
编审委员会
（修订版）

全国中等卫生职业教育规划教材
教 材 目 录
（修订版）

全国中等卫生职业教育规划教材
再 版 说 明
（修订版）

《全国中等卫生职业教育规划教材（护理、助产专业）》在编委会的组织下，在全国各个卫生职业院校的支持下，从2009年发行至今，已经走过了8个不平凡的春秋。在8年的教学实践中，教材作为传播知识的有效载体，遵照其实用性、针对性和先进性的创新编写宗旨，落实了《国务院关于大力发展职业教育的决定》精神，贯彻了《护士条例》，受到了卫生职业院校及学生的赞誉和厚爱，实现了编写精品教材的目的。

这次修订再版是在前两版的基础上进行的。编委会全面审视前两版教材后，讨论制定了一系列相关的修订方针。

1. 修订的指导思想　实践卫生职业教育改革与创新，突出职业教育特点，紧贴护理、助产专业，有利于执业资格获取和就业市场。在教学方法上，提倡自主和网络互动学习，引导和鼓励学生亲身经历和体验。

2. 修订的基本思路　首先，调整知识体系与教学内容，使基础课更侧重于对专业课知识点的支持、利于知识扩展和学生继续学习的需要，专业课则紧贴护理、助产专业的岗位需求、职业考试的导向；其次，纠正前两版教材在教学实践中发现的问题；最后，调整教学内容的呈现方式，根据年龄特点、接受知识的能力和学习兴趣，注意纸质、电子、网络的结合，文字、图像、动画和视频的结合。

3. 修订的基本原则　继续保持前两版教材内容的稳定性和知识结构的连续性，同时对部分内容进行修订和补充，避免教材之间出现重复及知识的栅架现象。修订重点放在四个方面：①根据近几年新颁布的卫生法规和卫生事业发展规划及人民健康标准，补充学科的新知识、新理论等内容；②根据卫生技术应用型人才今后的发展方向，人才市场需求标准，结合执业考试大纲要求增补针对性、实用性内容；③根据近几年的使用中读者的建议，修正、完善学科内容，保持其先进性；④根据学生的年龄和认知能力及态度，进一步创新编写形式和内容呈现方式，以更有效地服务于教学。

现在，经过全体编者的努力，新版教材正式出版了。教材共涉及33门课程，可供护理、助产及其他相关医学类专业的教学和执业考试选用，从2016年秋季开始向全国卫生职业院校供应。修订的教材面目一新,具有以下创新特色。

1. 编写形式创新 在保留"重点提示,适时点拨"的同时,增加了对重要知识点/考点的强化和提醒。对内容中所有重要的知识点/考点均做了统一提取,标列在相关数字化辅助教材中以引起学生重视,帮助学生拓展、加固所学的课程知识。原有的"讨论与思考"栏目也根据历年护士执业考试知识点的出现频度和教学要求做了重新设计,写出了许多思考性强的问题,以促进学生理论联系实际和提高独立思考的能力。

2. 内容呈现方式创新 为方便学生自学和网络交互学习,也为今后方便开展慕课、微课等学习,除了纸质教材外,本版教材创新性提供了手机版 APP 数字化辅助教材和网络教学资源。其中网络教学资源是通过网站形式提供教学大纲和学时分配以及讲课所需的 PPT 课件(包含图表、影像等),手机版数字化教辅则通过扫描二维码下载 APP,帮助学生复习各章节的知识点/考点,并收集了大量针对性强的各类练习题(每章不低于 10 题,每考点 1~5 题,选择题占 60% 以上,专业考试科目中的案例题不低于 30%,并有一定数量的综合题),还有根据历年护士执业考试调研后组成的模拟试卷等,极大地提高了教材内涵,丰富了学习实践活动。

我们希望通过本次修订使新版教材更上一层楼,不仅继承发扬该套教材的针对性、实用性和先进性,而且确保其能够真正成为医学教材中的精品,为卫生职教的教学改革和人才培养做出应有的贡献。

本套教材第 1 版和第 2 版由军队的医学专业出版社出版。为了配合当前实际情况,使教材不间断地向各地方院校供应,根据编委会的要求,修订版由科学出版社出版,以便为各相关地方院校做好持续的出版服务。

感谢本系列教材修订中全国各卫生职业院校的大力支持和付出,希望各院校在使用过程中继续总结经验,使教材不断得到完善和提高,打造真正的精品,更好地服务于学生。

编委会
2016 年 6 月

修订版前言

根据"全国中等职业教育教学改革创新工作会议"的精神，为适应我国中等卫生职业教育发展的需要、全面推进素质教育、培养21世纪高素质技能型人才，我们在职业教育的改革浪潮中编写了这本《病理学基础》(修订版)。

该教材的编写宗旨是紧紧围绕"以就业为导向、以能力为本位、以技能为核心"的职教理念，突出"老师满意、学生欢迎、宜教宜学"的特色，坚持"以学生为主体"的原则，力求符合中职学生的认知特点，设计出最佳的编排结构与编写风格，以便实现教材的科学性、实用性、先进性、启发性和可读性，为后期护理课程的教学和执业护士资格考试、"零距离"对接就业市场奠定坚实的基础。为在教材中真正体现这一思想，我们重点做了如下工作。

内容的编排上，我们重点突出对常见病和多发病的介绍，强调疾病基本病理变化与临床表现的联系，培养学生系统掌握医学知识和灵活运用病理学知识的能力。

在课程内容的取舍和课程结构设计方面，我们做了必要的调整与创新，以每章前的"学习要点"诠释教学大纲的基本要求和学习重点，章节内设立"重点提示"，提醒或诠释课程的学习要点、难点及学习技巧，章末以"讨论与思考"巩固强化重要的知识点并培养学生的拓展能力。同时多插入直观性强的图片，讲求讲解方式等，使语言简明扼要、由浅入深、通俗易懂，图文并茂、以图释文、形象生动，激发学生的学习兴趣，引导学生主动学习，使教材真正成为学生学习的工具。

该教材还增加了数字化教辅资料，包括手机版APP和网络教学资料。其中手机版APP内设重要知识点/考点提示以及练习题。按照国家执业护士资格考试的要求设置题型，便于学生复习、巩固和检测，最后还有模拟试卷。

本书的各位编者都是长期在第一线从事病理学教学的骨干教师，在编写过程中参考并吸收了其他院校相关的教学成果，同时也融入了各自教学中积累的丰富经验，使教材内容高屋建瓴，重点、难点突出，真正实现"老师好教、学生易学"。本书参考学时为54学时。

本书在编写过程中，得到了出版社及参编各院校的大力支持，在此谨表示衷心的感谢。

由于编写时间紧，编者水平有限，错误和疏漏之处，恳请广大师生批评指正。

编　者
2016年6月

目　　录

第1章

绪　论

一、病理学基础的概念与任务

病理学基础是研究人体疾病发生的原因、发生机制、病理变化和结局与转归的一门医学基础课程。通过阐明疾病的本质,为防治疾病提供科学的理论依据。学习病理学基础,为学习临床学科如内科学及护理、外科学及护理、妇产科学及护理、儿科学及护理等打下基础。

重点提示

人生活在自然环境与社会环境下可能会生病。疾病的发生、发展也遵循事物发展的一般规律,病理学基础重点在于对疾病本质的揭示和研究,以促使患者早日康复,还可以达到预防的目的。

二、病理学基础的内容

《病理学基础》包括总论和各论两部分:总论主要阐述各种疾病发生发展的共同规律,属普通病理学;各论主要阐述各系统疾病的特殊规律,属系统病理学。

本书第1-11章为总论部分,包括疾病概论,细胞和组织的适应、损伤与修复,局部血液循环障碍,炎症,肿瘤等内容;第12章为各论部分,包括各系统疾病。前者主要介绍基本病理过程和基础理论知识,后者主要阐述各种疾病的特殊规律和本质。两者联系密切,不可分割。

三、病理学基础在医学中的地位

《病理学基础》是一门连接基础医学和临床医学的桥梁学科。它与前期的基础学科如解剖学、生物化学、生理学、微生物学与免疫学等密切相关,也为后期的临床学科如内科学及护理、外科学及护理、儿科学及护理、妇产科学及护理等提供诊断、治疗和预防的依据,特别是临床上很多疾病的诊断还必须依靠病理学最后确诊。因此,《病理学基础》也是一门实践性很强的学科,在许多临床科研中,它扮演了越来越重要的角色。

四、病理学基础的研究方法

随着医学科学的发展,研究病理学的方法越来越多、越来越精。临床上常用的病理学研究主要有以下几种:尸体解剖、活体组织检查、动物实验、组织与细胞培养、病理学基础的观察方法。

(一)尸体解剖

尸体解剖简称尸解。通过对尸体解剖,进行大体观察和组织学观察,全面检查各器官、组织的病理变化,并结合各种临床资料进行对照分析,从而明确疾病的诊断,判明死亡原因;通过尸解,可及时发现各种传染病、地方病和职业病等,为防治措施的制订提供依据;还可为医学教育和科研积累标本。

(二)活体组织检查

活体组织检查简称活检。指在患者活体上用局部切除、钳取、穿刺、针吸及摘除等方法,获取病变组织进行病理检查,以确定诊断。活检最大优点是在手术前可以获得比较可靠的疾病诊断,为指导治疗和判断疗效提供依据。此法简单易行、对机体损伤少、费用低,所以在临床被广泛应用,尤其对鉴别良、恶性肿瘤具有十分重要的意义。

(三)动物实验

运用动物实验方法,可以在动物身上复制人类某些疾病的模型,以供研究者根据需要对其进行任何方式的观察研究,从而研究疾病的原因、发病机制、病理变化和疾病的转归,还可以用药物进行治疗并观察药物疗效。动物实验可以弥补人体观察的局限和不足,但动物与人之间毕竟存在着差异,最后还需通过临床试验来验证。

(四)组织与细胞培养

将人体正常或病变组织、细胞在培养基中进行体外培养,以观察组织、细胞病变的发生发展过程,称为组织与细胞培养。这对于研究细胞修复、肿瘤生长、细胞癌变、细胞基因变化有重要意义。

(五)病理学基础的观察方法

病理学基础属于形态科学,其观察方法主要包括有以下2种。

1. 肉眼观察(大体观察) 主要运用肉眼或辅以放大镜、量尺及各种衡器等工具,对所检标本的大小、形态、色泽、重量、质地、表面及切面等进行细微的观察和检测,以初步确定诊断和病变性质(如肿瘤的良性或恶性)。

2. 镜下观察(组织学观察) 将病变组织制成厚约数微米的切片,经不同方法染色后用显微镜观察其微细结构,从而千百倍地提高肉眼观察的分辨能力,这是形态学诊断疾病的最主要方法(图1-1)。

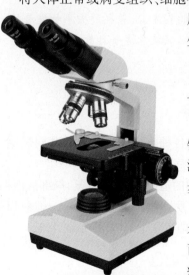

图 1-1 显微镜

重点提示

　　显微镜是由一个透镜或几个透镜的组合构成的一种光学仪器,主要用于放大微小物体成为人的肉眼所能看到的仪器。显微镜分光学显微镜和电子显微镜:光学显微镜可把物体放大 1600 倍,分辨的最小极限达 0.1μm;电子显微镜可把物体放大到 200 万倍,分辨率为 0.3nm。

五、学习病理学基础的指导思想

　　学习病理学基础,必须坚持辩证唯物主义观点,提倡实事求是与精益求精。既要认真学好"基本知识、基本理论、基本技能",又要运用这些知识去认识疾病的发生和发展过程中出现的共性、个性与变化规律,解释临床上出现的各种表现;既要认识疾病发生的外因和内因,又要注意外因和内因及它们之间的关系与相互影响;既要强调形态结构的变化,又要发现其功能与代谢的异常;既要观察疾病时局部表现,又不能忽视整体的变化与全身反应;既要了解疾病某个阶段的病理变化,又要把握疾病的动态过程。通过理论学习和动手实践,达到正确认识疾病的本质,提高发现问题、分析问题和解决问题的能力,真正做到理论与实践相结合,学有所用。

讨论与思考

　　病理学基础的研究对象是人体疾病,请同学们讨论病理学基础研究疾病的方法有哪几种?

（周溢彪　王　行）

第 *2* 章

疾 病 概 论

学习要点
1. 健康和疾病的概念
2. 引起疾病的常见病因
3. 疾病转归的一般规律
4. 脑死亡的概念和标准

第一节　健康和疾病的概念

健康与疾病是两个相对的概念,没有绝对的健康也没有绝对的疾病,是机体所处的两种不同的状态。作为矛盾的双方,两者在一定条件下可以相互转化。医务人员的基本工作职责是促使罹患疾病的机体向健康状态转化。

重点提示

如果没有疾病或减少疾病的发生,我们的生活质量会更高,人的生存期会更长。疾病的发生有其原因、产生机制和发展规律。人类通过不懈地探索和研究,寻找并去除病因,控制和阻断疾病的发生、发展,就能提高人类的健康水平和生活质量,达到长寿的目的。

一、健康的概念

世界卫生组织(WHO)关于健康的定义是:"健康不仅仅是没有疾病或病痛,而是一种身体上、心理上和社会上的完好状态。"因此,健康不仅仅指身体健康,而且包括心理健康及对社会较强的适应能力,换言之,健康的人应该是身体健康,心理也健康,而且具有进行有效活动和劳动的能力,能够与环境保持协调关系。健康的标准是相对的,随着经济的发展和社会的进步,健康的标准和内涵也会发生变化。

二、疾病的概念

疾病是机体在外界致病因素和体内某些因素作用下,因自稳态调节紊乱而发生生命活动障碍的过程。在疾病过程中,机体对病因及其损伤产生抗损伤反应;组织、细胞发生功能、代谢和形态结构的异常变化;病人出现各种症状、体征及社会行为的异常,对环境适应能力降低和劳动能力减弱甚至丧失。疾病是影响人类健康和长寿的主要原因。

症状是指患者主观上的异常感觉,如头痛、头晕、恶心、畏寒、不适等。体征是指一些不被患者感知却可用临床检查方法检出的疾病客观表象,如血压和体温升高、肝大、脾大、心脏杂音、肺部啰音、神经反射异常等。病理过程是指疾病时表现出的一系列共同的功能与代谢和形态结构的异常变化,如炎症、水肿、淤血、休克等。

重点提示

健康与疾病是两个相对的概念,双方在一定条件下可以相互转化。亚健康是介于健康与疾病之间的生理功能低下状态。

第二节　引起疾病的常见病因

任何疾病都是由一定的致病因素引起的,这些致病因素称为病因。病因的种类很多,一般可分为外界致病因素、机体内部因素、自然环境和社会因素 3 个方面。

一、外界致病因素

外界致病因素即外因,是指外环境中的各种致病因素。对于疾病的发生、发展及疾病的性质和特点起着关键作用。主要包括以下几类。

1. 生物性因素　是最常见的一类致病因素,包括各种病原微生物,如细菌、病毒、立克次体、支原体、螺旋体、真菌及寄生虫等。其特点是都具有一定生命力,可通过一定的途径侵入机体,所引起病变常具有一定特异性。病原微生物作用于机体后能否引起疾病,除与致病微生物的数量、侵袭力及毒力有关外,还取决于机体的功能状态、免疫力等,前者是原因,后者是条件。

2. 物理性因素　包括机械力(可引起创伤、震荡、骨折等)、高温(引起烧伤、中暑)、低温(引起冻伤)、电流(引起电击伤)、电离辐射(引起放射病)、大气压的改变(可引起减压病、高山病)等。物理性因素能否引起疾病以及疾病的严重程度,主要取决于这些因素的强度、作用部位和持续时间的长短。

3. 化学性因素　包括无机毒物(如强酸、强碱、一氧化碳、氰化物、有机磷农药等)、有机毒物和生物性毒物等。它们对机体的作用部位大多有一定的选择性。一氧化碳进入机体后,与红细胞的血红蛋白结合,使红细胞失去携氧功能,从而造成缺氧;巴比妥类药物主要作用于中枢神经系统。

4. 营养性因素　营养过多和营养不足都可引发疾病。长期摄入热量过多可引起肥胖症;蛋白质缺乏可引起营养不良;维生素 D 缺乏可引起佝偻病;食物中碘缺乏可引起甲状腺肿等。

> **重点提示**
>
> 外因通过内因起作用,外界致病因素通常使易感的、防御功能降低的机体发病。

二、机体内部因素

机体内部因素即内因,有些内因可直接引起疾病,另有一些内因如机体的防御功能降低和对致病因素的易感性增强等可作为条件而促进疾病发生。

1. 免疫性因素 当机体的非特异性和特异性免疫功能降低时,可导致疾病发生;机体免疫功能严重不足或缺乏时,可引起免疫缺陷病;异常的免疫反应可引起变态反应性疾病;机体对自身抗原发生免疫反应并引起组织损伤,称自身免疫性疾病,如系统性红斑狼疮和类风湿关节炎等。

2. 神经内分泌因素 神经和内分泌系统的功能状态对疾病的发生也有着一定的影响,如胃、十二指肠溃疡的发生与迷走神经过度兴奋有关,乳腺癌的发生与卵巢激素分泌紊乱、雌激素水平长期偏高有关。

3. 遗传性因素 某些疾病的发生与遗传因素有关。遗传因素影响疾病的发生表现在两方面:一是遗传物质的改变可以引起遗传性疾病;二是由于机体某种遗传上的缺陷,使后代的生理、代谢具有易于发生某种疾病的倾向,即后代获得对某种疾病的遗传易感性,并在一定环境因素作用下,机体发生相应的疾病(如高血压病、糖尿病等)。

4. 先天性因素 是指能够损害正在发育的胚胎和胎儿的有害因素,并非遗传物质的改变。如妊娠早期患风疹时,风疹病毒可损害胚胎而引起胎儿先天性心脏病。孕妇吸烟、酗酒使胎儿畸形发生率升高等。

5. 心理因素 对机体各器官、系统的活动起重要作用,与某些疾病的发生、发展和转归关系密切。积极、乐观、坚强的心理状态是保持和增进健康的必要条件,有助于树立与疾病做斗争的坚强信念,可促进疾病康复,提高对环境的适应能力。反之,消极的心理状态促进疾病的发生、发展。近年来,在肿瘤普查中发现,心理因素与某些恶性肿瘤的发生有密切关系。

6. 年龄、性别因素 年龄和性别的不同,对某些疾病的易患性也不同,常可作为条件而影响疾病的发生和发展。40岁以上的人群癌的发病率较高;胆石症、癔症、甲状腺功能亢进症等女性多于男性;胃癌则男性多于女性。

三、自然环境和社会因素

自然环境包括季节、气候、气温及地理环境等因素,既可影响外界致病因素,又可影响人体的功能状态和抵抗力,从而影响疾病的发生。社会因素包括社会环境和生活、劳动、卫生条件等,对人类健康和疾病的发生、发展有着重要影响。研究社会因素对健康和疾病的影响,对探索和实施增进健康和防治疾病的社会措施,促进人民健康水平的提高具有重要意义。

重点提示

任何疾病都有其病因,但病因只在一定条件下发挥致病作用。病因决定疾病的性质,条件影响疾病的发生和发展。

第三节　疾病的过程及转归

一、疾病的分期

疾病发生以后主要遵循以下基本规律:自稳态调节功能紊乱、因果转化规律、损伤与抗损伤反应及局部与整体相互影响4个方面,这些规律决定着疾病的过程和转归。根据疾病发生过程中不同阶段的特点,一般大致分为4期。

(一)潜伏期

指病因作用于人体到开始出现临床症状的时期。如致病作用过强可以没有潜伏期。

(二)前驱期

指症状开始出现到发生典型症状前的阶段。此期开始出现一般性的不适,如疲乏、头痛和轻度体温升高等,尚无特征性临床症状或体征。患者通常会自行用药,可使病情贻误。

(三)症状明显期

指出现疾病典型的特征性临床表现的阶段。此期表现为前驱期所出现的症状进一步加剧,同时出现罹患疾病所特有的症状和体征,是临床诊断和治疗的最重要时期。

(四)转归期

是疾病的终结阶段,有以下3种情况。

1. 完全恢复健康　即痊愈,症状和体征完全消失,各系统器官功能、代谢和形态结构完全恢复正常,机体自稳调节及对外界环境的适应能力、工作劳动能力完全恢复。

2. 不完全恢复健康　是指疾病的主要症状和体征已消失,但机体的功能、代谢和形态结构变化未完全恢复正常,而是通过代偿反应来维持正常生命活动,可遗留某些病理状态或后遗症。如风湿性心瓣膜炎治愈后心瓣膜狭窄或关闭不全等。截肢或器官切除治疗后的状态也属于不完全恢复健康。

3. 死亡　死亡是指机体生命活动的终止。死亡可分为生理性死亡和病理性死亡两种。前者较为少见,它是由于机体各器官自然老化所致,又称老死或自然死亡。病理性死亡是由于各种严重疾病或损伤所造成的死亡。至今人们一直沿用心跳和呼吸停止,反射消失作为判定死亡的标志。传统上把死亡视为一个过程并分为以下3个阶段。

(1)濒死期:指死亡前出现的垂危阶段。此时,机体各系统功能、代谢发生严重障碍,脑干以上中枢神经系统处于深度抑制,主要表现为意识模糊或丧失、反射迟钝或减弱,血压降低,心跳和呼吸微弱,各种功能活动变得愈来愈弱。

(2)临床死亡期:主要标志是心跳和呼吸停止,反射消失。此时延髓处于深度抑制状态,但组织细胞仍进行着微弱的代谢活动,生命活动并没有真正结束,如采取恰当的抢救措施,尚有可能复苏成功。

（3）生物学死亡期：是死亡过程的最终不可逆阶段。此时中枢神经系统及其他器官系统的新陈代谢相继停止，并出现不可逆性变化；虽然某些组织在一定时间内仍有极为微弱的代谢活动，但整个机体已不可能复活。随着生物学死亡的发生，尸体相继出现尸冷、尸斑和尸僵，最后腐败、分解。

重点提示

疾病的经过大致分为4期：潜伏期、前驱期、症状明显期、转归期，其中症状明显期是临床诊断和治疗的最重要时期。

二、脑 死 亡

随着医学发展，人们对死亡概念又有了新的认识，近年提出死亡是机体作为一个整体，功能发生永久性停止，其实质是指包括大脑半球、间脑、脑干各部分在内的全脑功能发生不可逆性、永久停止，即所谓脑死亡。

如何判断脑死亡，目前尚无统一标准。根据近年研究，判断脑死亡的指征大致可归纳为以下几点：①出现不可逆性昏迷和对外界刺激失去反应，甚至对外界强烈的疼痛刺激亦无反应；②脑神经反射消失，如瞳孔反射、角膜反射、咳嗽反射、恶心反射、吞咽反射等均消失；③无自主呼吸，施行人工呼吸15min以上，仍无自主呼吸；④瞳孔散大、固定；⑤脑电波消失，出现零电位脑电图表现；⑥脑血管造影证明脑血液循环停止。此外，体温下降和肌张力降低，也是脑死亡的重要参考指征。如果出现上述变化，而无逆转倾向时，在排除体温过低和中枢神经抑制药物中毒的情况下，即可宣告死亡。

采用脑死亡标准可以准确地判断死亡发生时间，对于器官移植和指导复苏具有实践意义，同时可减少无效抢救的经济浪费和人力消耗，对于解决某些社会纠纷提供一定的理论依据。目前我国对脑死亡概念和判定标准尚无法律规定。

重点提示

现代脑死亡判定标准与传统死亡标准比较，缺少心跳的有关内容，但脑死亡可以更准确地判断死亡发生时间，在法律上和器官移植方面更具有实践意义。

讨论与思考

1. 根据同学们所学知识与自身观察，讨论并解释健康、疾病、亚健康三者之间的关系，举例说明。

2. 疾病的经过一般分为几期？你认为哪一期最为重要？为什么？

3. 请利用学校图书馆与互联网资源收集"脑死亡"的相关资讯，与同学们相互交流关于"脑死亡"这一死亡判定标准的观点和看法。

（王　行　周溢彪）

第 3 章

细胞和组织的适应、损伤与修复

学习要点

1. 萎缩、肥大、增生和化生的概念
2. 病理性萎缩的类型
3. 变性的常见类型及其主要病变特征
4. 坏死的病理变化、分类和结局
5. 肉芽组织的概念,形态结构及功能
6. 一期愈合和二期愈合的特点

在内外环境各种有害因子刺激作用下,机体细胞、组织、器官通过改变自身的结构、功能和代谢而得以存活的过程称为适应。适应可以抵御各种有害因子的损害、维持内环境相对稳定,以保证细胞、组织的正常功能及整个机体的生存,是人类在漫长进化过程中所获得的一种生存能力。

所有的适应性表现都有一定的限度,如致病因子的作用时间过长、强度过大,便可引起细胞、组织不同程度的损伤。损伤轻者在消除刺激因子后,受损伤细胞可恢复常态,称为可逆性损伤;重者则是不可恢复的,最终导致细胞死亡,称为不可逆性损伤,可造成机体部分细胞和组织丧失而形成缺损。缺损出现后可引起机体进行相应的修补和恢复即修复。

重点提示

1. 适应的特点:保护性、有限性和可逆性。
2. 适应、损伤和修复的关系:有害刺激作用于机体,首先表现为适应,超出适应限度则出现损伤,在损伤基础上引起修复,掌握三者的关系对于本章知识框架的把握具有重要意义。

第一节 细胞和组织的适应

在生命过程中,机体细胞、组织不断受到内外环境变化的刺激,当刺激轻微、作用缓慢、时间短暂时,细胞、组织或器官通过改变其自身的结构、功能和代谢得以存活的过程称为适应。适应一般表现为萎缩、肥大、增生和化生。

一、萎 缩

发育正常的细胞、组织或器官的体积缩小,称为萎缩。萎缩通常是由于构成器官和组织的实质细胞体积缩小和(或)伴有数量减少所引起的。

> **重点提示**
>
> 萎缩的概念,关键词是"发育正常"。器官先天性部分或完全未发育所致的体积缩小,分别称发育不全或不发育,两者均不属于萎缩。

(一)原因和类型

萎缩可分为生理性萎缩和病理性萎缩。生理性萎缩是人体组织和器官随着年龄增长发生的萎缩,如青春期后胸腺的萎缩,更年期后妇女的子宫和卵巢的萎缩。病理性萎缩按原因分为以下几种类型。

1. **营养不良性萎缩** 全身性营养不良性萎缩见于长期饥饿、恶性肿瘤晚期、慢性消耗性疾病等,可累及全身各器官,首先发生于脂肪组织,其次为肌肉、脾、肝等,心脏和脑最后发生萎缩。局部营养不良性萎缩常因局部供血不足引起,如脑动脉硬化引起的脑萎缩。

2. **压迫性萎缩** 组织器官长期受压后可发生萎缩。如尿路阻塞时,肾盂积水引起的肾萎缩。

3. **失用性萎缩** 肢体、器官或组织由于长期不活动导致组织细胞功能代谢降低引起的萎缩。如骨折后肢体长期不活动引起的肌肉萎缩。

4. **去神经性萎缩** 因脑、脊髓损伤引起支配区肌肉的萎缩。如脊髓灰质炎患者的患肢萎缩。

5. **内分泌性萎缩** 内分泌器官功能下降,某种激素分泌减少引起靶器官的萎缩。如垂体功能减退引起肾上腺、甲状腺、性腺的萎缩。

(二)病理变化

1. **肉眼观察** 萎缩的器官体积变小,重量减轻,质地变硬,颜色变深。

2. **镜下观察** 实质细胞体积缩小,数量减少,细胞质和细胞核染色加深,细胞质内有脂褐素沉积。

(三)结局

萎缩一般是可复性的。轻度病理性萎缩,去除原因后萎缩的细胞可以恢复原状,但若病因持续存在,则萎缩细胞最终死亡。

> **重点提示**
>
> 萎缩是由多种因素综合作用引起的。萎缩是可复性的。

二、肥　大

发育正常的细胞、组织或器官体积的增大称为肥大。肥大的组织、器官常伴实质细胞体积增大也会有实质细胞数量的增多、功能增强、代谢旺盛。

(一)原因和类型

肥大可分为生理性肥大和病理性肥大。生理性肥大常见的有健美运动员肌肉的肥大,哺乳期乳腺肥大等。病理性肥大常见有两种。

1. 代偿性肥大　由相应器官的功能负荷加重引起,细胞肥大具有功能代偿意义。如高血压引起左心室肥大,一侧肾切除后对侧肾的肥大等。

2. 内分泌性肥大　因内分泌激素增多引起的肥大,如垂体嗜酸细胞瘤引起的肢端肥大。

(二)病理变化

1. 肉眼观察　组织、器官体积增大,重量增加。

2. 镜下观察　细胞体积增大。

(三)结局

肥大的器官一般功能增强,如果肥大的器官超过其代偿限度,便会出现失代偿。

重点提示

　如果导致肥大的因素不能及时去除,尽管在肥大早期器官功能代偿性增强,但晚期则出现失代偿性功能障碍;解释巨人症与肢端肥大症的发生原因。

三、增　生

组织器官内实质细胞数量增多称为增生。增生可引起组织、器官体积增大。

(一)原因和类型

增生可分为生理性增生和病理性增生。生理性增生如月经期子宫内膜腺体的增生,哺乳期乳腺的增生。病理性增生有 3 种类型。

1. 再生性增生　具有再生能力的组织发生严重损伤时,可通过细胞再生加以修复。如肝细胞破坏后肝细胞增生,组织损伤后血管和周围上皮的增生。

2. 代偿性增生　肾代偿性肥大时肾小管上皮细胞的增生。

3. 内分泌性增生　甲状腺功能亢进引起的甲状腺滤泡上皮增生。

(二)病理变化

实质细胞数量增多,体积增大,伴间质细胞增生。

(三)结局

增生可引起组织器官的体积增大,功能增强。原因去除增生停止,若长期慢性刺激可引起非典型增生,进而形成肿瘤。

> **重点提示**
>
> 　　肥大和增生是两种不同的适应性变化,肥大不一定增生,但增生可引起肥大。如心肌、骨骼肌的肥大只是细胞体积增大所致,而子宫、乳腺等的肥大既是细胞体积增大又是细胞数量增多引起的。

四、化　　生

　　化生是指一种分化成熟的细胞或组织转化为另一种分化成熟的细胞或组织的过程。

　　化生常发生在上皮组织和结缔组织,化生不是由分化成熟的细胞直接转化,而是由该处具有分裂能力的未分化细胞向另一方向分化而形成。

(一)化生的类型

　　1. 鳞状上皮化生(简称鳞化)　最常见。如慢性支气管炎时支气管黏膜的假复层纤毛柱状上皮化生为鳞状上皮,慢性子宫颈炎时子宫颈柱状上皮化生为鳞状上皮。

　　2. 肠上皮化生(简称肠化)　慢性萎缩性胃炎时,胃黏膜上皮转变为肠黏膜上皮。

　　3. 结缔组织化生　结缔组织可化生为骨、软骨或脂肪组织等。

(二)化生对机体的影响

　　化生是一种具有保护作用的适应性变化,对不利环境和有害刺激具有一定的抵抗能力,但同时丧失了原有的结构和功能,削弱了局部的防御能力。在化生的基础上还有可能发生癌变。如支气管黏膜鳞化可发展为鳞状细胞癌,而胃黏膜的肠化可发生肠型腺癌。

> **重点提示**
>
> 　　化生也是一种适应性变化,但同时丧失了原有的结构和功能,也可能发生癌变。

第二节　细胞和组织的损伤

　　损伤是指细胞、组织在有害因素超过一定界限时,由于物质代谢障碍引起形态、功能和代谢的改变。引起组织和细胞损伤的原因多种多样,损伤的严重程度取决于损伤因子的性质、强度、持续时间等。轻者表现为可逆性损伤,重者表现为不可逆性损伤,导致细胞、组织死亡。

一、可逆性损伤

　　可逆性损伤旧称变性,是指细胞或细胞间质内出现异常物质或正常物质的异常增多。常见的可逆性损伤包括:细胞水肿、脂肪变性、玻璃样变性。

(一)细胞水肿

　　又称水变性,是细胞内水和钠的过多积聚。细胞水肿是最常见的变性,好发于心、肝、肾等实质器官。

　　1. 原因及发生机制　细胞在感染、中毒、高热、缺氧等因素的作用下,细胞内的线粒体损伤,ATP 生成减少,细胞膜钠钾泵功能障碍,导致细胞内水和钠增多。

2. 病理变化　肉眼观察:器官体积增大,包膜紧张,颜色变淡,混浊无光泽。镜下观察:细胞体积增大,胞质淡染,出现许多细小红染颗粒,又称颗粒变性。严重细胞水肿时,细胞膨大如气球,胞质疏松透亮,又称为气球样变。常见于病毒性肝炎和四氯化碳中毒时(图 3-1)。

3. 结局　细胞水肿原因去除可恢复正常,若进一步发展可引起细胞死亡。

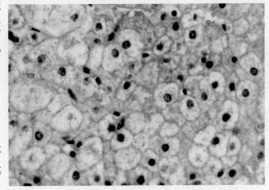

图 3-1　气球样变性
注:肝细胞明显肿胀,细胞质疏松呈气球样

(二)脂肪变性

非脂肪细胞的胞质内脂滴出现或明显增多称脂肪变性。最常见于肝细胞,也见于心、肾等器官的实质细胞。

1. 原因及发生机制　由于感染、高热、慢性中毒、持续缺氧、长期饮酒等原因,干扰和破坏了细胞的脂肪代谢,使脂肪在细胞内堆积。

2. 病理变化　肉眼观察,器官体积增大,包膜紧张,颜色淡黄,质地较软,触之有油腻感。镜下观察,变性细胞体积增大,胞质内出现大小不等的脂滴,HE 染色脂滴呈空泡状,将细胞核挤向一边,似脂肪细胞。

(1)肝脂肪变性:最常见,轻度脂肪变性时,肝可无明显改变或仅轻微黄染。脂肪变性较重时,肝大、边缘钝,色淡黄,质软,切面油腻感。镜下观察肝细胞内可见大小不等的脂肪空泡,严重者可融合成一大空泡,将细胞核挤向一侧而似脂肪细胞。严重的脂肪变性可弥漫分布于全肝,称脂肪肝(图 3-2)。

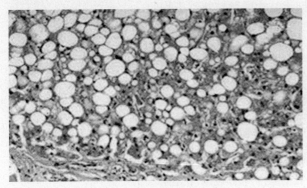

图 3-2　肝细胞脂肪变性
注:肝细胞细胞质内见大小不等的脂肪空泡

(2)心肌脂肪变性:肉眼观察心内膜下可见黄色条纹与未脂肪变的暗红色心肌相间排列,形似虎皮斑纹,称为“虎斑心”。

3. 结局　轻中度脂肪变性是可逆性损伤,严重脂肪变性,可引起细胞坏死。

(三)玻璃样变性

又称透明变性,是指细胞或细胞间质内出现均质、红染的玻璃样半透明蛋白类物质。常见有以下几种,其发生机制和病理特点各不相同。

1. 细胞内玻璃样变性　常见于肾小球肾炎伴明显蛋白尿时,肾小管上皮细胞吞饮蛋白,在细胞质内出现许多大小不等的圆形红染物质。

2. 血管壁玻璃样变性　常见于缓进型高血压时的肾、脑、脾及视网膜的细动脉壁。细动脉内膜通透性增高,血浆蛋白渗入内膜,在内膜下形成均匀红染无结构物质,使细动脉壁增厚、变硬,管腔狭窄或闭塞。

3. 结缔组织玻璃样变性　常见于瘢痕组织和纤维化的肾小球等。由于胶原蛋白交联增多,或胶原蛋白变性融合,使胶原纤维增粗并互相融合成梁状、带状、片状等均质红染玻璃样物质。

4. 其他变性　淀粉样变性、黏液样变性、病理性色素沉着、病理性钙化。

重点提示

　　最常见的变性是细胞水肿,好发于心、肝、肾等实质器官。脂肪变性多见于肝细胞,心肌脂肪变性称为"虎斑心"。

二、不可逆性损伤

指细胞因受严重损伤累及细胞核,引起细胞出现代谢停止、结构破坏、功能丧失等不可逆性的变化,即细胞死亡。不可逆性损伤包括坏死和凋亡。

(一)坏死

坏死是指活体内局部组织、细胞的死亡。坏死可因较强的致病因素直接导致,多数由可逆性损伤发展而来。

1. 基本病理变化　早期坏死组织肉眼难以辨别,在光镜下才能辨认其形态特征。镜下观察:细胞核、细胞质和间质均有变化,其中细胞核的改变是细胞坏死的主要标志。表现为①核固缩:核内水分脱失,染色质凝聚、嗜碱性增强、核体积缩小。②核碎裂:核膜破裂,染色质崩解成小碎片。③核溶解:在酶的作用下,染色质分解,核淡染,仅能见到甚至不见核的轮廓,以后染色质中剩余的蛋白质被溶蛋白酶溶解,核便完全消失(图3-3)。由于细胞质结构崩解,致细胞质呈颗粒状。以后细胞膜破裂,细胞进而解体、消失。间质在各种酶的作用下,基质逐渐崩解,胶原纤维肿胀、崩解液化成为一片模糊无结构的颗粒状红染物质。

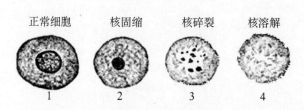

正常细胞　　核固缩　　核碎裂　　核溶解

图3-3　细胞坏死时核的形态变化
1. 正常细胞;2. 核固缩;3. 核碎裂;4. 核溶解

2. 类型　一般情况下,组织坏死后颜色苍白,失去弹性,正常感觉和运动能力消失,无血液循环,临床称为失活组织,应及时切除。由于坏死的原因和坏死组织本身的特征的不同,坏死可分为以下几种类型:凝固性坏死、液化性坏死、纤维素样坏死、坏疽。

(1)凝固性坏死:组织细胞坏死后失水变干、蛋白凝固,呈灰白或黄白色干燥的坏死灶。与正常组织之间有一红色充血、出血带。镜下可见坏死灶内细胞结构消失,组织轮廓仍保存。凝固性坏死常见于心、肾、脾等器官的梗死。

干酪样坏死是凝固性坏死的特殊类型,常见于结核病灶的坏死组织。由于组织坏死彻底并含有较多脂质,肉眼观察呈黄白色、松软、干酪样,故称干酪样坏死。镜下观察,坏死部位原有组织轮廓消失,只见一些无定形、颗粒状红染物质。

(2)液化性坏死:组织坏死因酶的分解而变成液态,称液化性坏死。最常发生于含凝固蛋白少而水及磷脂较多的脑组织,故脑的液化性坏死又称脑软化。另外化脓性炎、脂肪坏死和急性胰腺炎组织的坏死均属液化性坏死。

(3)纤维素样坏死:是发生在结缔组织和小血管壁的一种坏死,由于胶原纤维肿胀、崩解而形成强嗜酸性小片状、小条状或颗粒状无结构物质,与纤维素染色相似,故称为纤维素样坏死。如患风湿病时的心肌间质、急进型高血压、结节性动脉炎的小血管壁等。

(4)坏疽:较大范围的组织坏死合并腐败菌感染称为坏疽。腐败菌分解坏死组织产生的硫化氢与血红蛋白中分解的铁相结合形成黑色硫化铁,,使坏疽组织呈黑色。根据坏疽原因和病变特点不同,坏疽分为 3 种类型。

①干性坏疽:多发生于动脉阻塞,静脉回流尚好的四肢末端,如四肢动脉粥样硬化、血栓闭塞性脉管炎、冻伤等。坏疽的肢体干燥且呈黑色,腐败菌感染较轻,与周围正常组织分界清楚(图 3-4)。

②湿性坏疽:多发生在与外界相通的内脏,如子宫、肺、肠、阑尾等。由于动脉阻塞,静脉回流受阻,坏死组织含水分较多,脏器明显肿胀、湿润,呈黑绿色,与正常组织分界不清。腐败菌感染严重,全身中毒症状明显。

③气性坏疽:主要见于深达肌肉的开放性创伤,如刀伤、枪伤。创伤合并产气荚膜杆菌等厌氧菌感染时,细菌分解坏死组织产生大量气

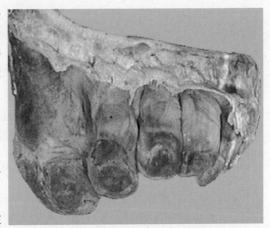

图 3-4　足部干性坏疽

体,使坏死组织呈蜂窝状,压之有捻发音,暗棕色,有恶臭。气性坏疽病变进展速度快,危险程度高,患者可出现严重中毒性休克而死亡,临床需要紧急处理。

3. 结局

(1)溶解吸收:较小范围的坏死组织通过中性粒细胞和坏死组织释放的各种酶,将坏死组织分解液化,经淋巴管和血管吸收运送。不能吸收的由巨噬细胞吞噬清除。坏死液化范围较大时,可形成囊腔,周围出现急性炎症反应。

(2)分离排出:较大范围的坏死组织难以吸收时,病灶周围中性粒细胞释放的蛋白溶解酶将坏死组织溶解、吸收,与健康组织分离,通过不同途径排出体外。皮肤、黏膜的坏死组织,脱落后形成较浅的缺损,称为糜烂;遗留较深的缺损,称为溃疡,如胃溃疡。肺、肾等器官的坏死组织可经气管或输尿管排出,在局部留有一空腔,称为空洞,如肺结核空洞。

(3)机化与包裹:坏死组织不能完全溶解吸收或分离排出时,由新生的肉芽组织取代坏死组织的过程,称为机化。若坏死灶较大不能完全吸收或机化时,由周围增生的肉芽组织将坏死组织包围,称为包裹,如肺结核瘤。

(4)钙化:坏死组织未能及时清除,有钙盐沉积称为钙化。如结核病时的干酪样坏死常发

生钙化。

（二）凋亡

在某些生理情况和病理情况下，机体内组织器官的单个细胞通过基因的调节，发生一种程序性细胞死亡，称为细胞凋亡。凋亡是细胞的主动死亡，是机体排除不需要细胞的一种方式。凋亡的细胞膜和细胞器膜不破裂、不自溶、不引起炎症反应。最后形成凋亡小体被巨噬细胞清除。凋亡对胚胎发生发展、机体的防御和免疫反应、细胞的损伤以及肿瘤的发生等具有重要意义。

重点提示

细胞坏死的主要标志是细胞核的改变，表现为核固缩、核碎裂、核溶解。组织坏死后失去光泽、弹性，正常感觉和运动功能，血管无搏动，临床称为失活组织，应及时切除。

第三节　损伤的修复

局部组织和细胞损伤后，机体对缺损组织进行修补恢复的过程称为修复。修复是机体的一种防御功能，可通过再生和纤维性修复来完成。由损伤周围的同种细胞分裂增生实现修复的过程，称为再生；由新生的结缔组织（肉芽组织）来修复的过程，称纤维性修复或瘢痕修复。修复后可完全或部分恢复原有组织的结构和功能。

一、再　　生

再生分为生理性再生和病理性再生。生理性再生是指生理情况下某些细胞、组织不断老化，发生的更新性再生。如表皮角化细胞更新、月经期子宫内膜的再生、血细胞再生等。病理性再生是病理情况下组织缺损后发生的再生，能完全恢复原有结构和功能的，称完全性再生。不能完全恢复原有结构和功能，需要由肉芽组织增生修复形成瘢痕的，称不完全再生。

各种组织在长期进化过程中形成了不同的再生能力，组织分化低，易受损伤以及在生理过程中经常更新的组织，再生能力强，反之，则再生能力较弱。按再生能力的强弱，将人体细胞分为3类。

1. 不稳定细胞　这类细胞再生能力强，总在不断增殖，以代替衰亡和破坏的细胞，如表皮细胞、呼吸道和消化道黏膜被覆细胞、淋巴及造血细胞、间皮细胞等。

2. 稳定细胞　这类细胞有潜在的再生能力，生理情况下没有明显的增殖现象，但在组织受到明显损伤破坏时，则表现出较强的再生能力。如肝、胰、内分泌腺、皮脂腺、肾小管上皮细胞腺体和腺样器官的实质细胞等；还包括原始间叶细胞及其分化出的各种细胞，如成纤维细胞、骨母细胞、内皮细胞等。平滑肌细胞也属于稳定细胞，一般情况下其再生能力较弱。

3. 永久性细胞（恒定细胞）　这类细胞不具有再生能力或再生能力弱，如神经细胞、骨骼肌细胞和心肌细胞，损伤后通过纤维性修复形成瘢痕。

重点提示

机体中毛细血管可以完全再生,大血管需手术吻合修复。神经细胞属永久性细胞,没有再生能力,但神经纤维可以再生,前提条件是与之相连的神经细胞必须存活。

二、纤维性修复

由于组织、细胞损伤过重或并发感染,不能用完全再生方式加以修复,需要由肉芽组织增生,最终形成瘢痕来完成修复的过程,称为纤维性修复。

(一)肉芽组织

肉芽组织是新生的富含毛细血管的幼稚纤维结缔组织。

1. 肉芽组织的成分和形态结构 肉芽组织由新生的毛细血管、增生的成纤维细胞和各种炎细胞组成。

肉眼观察:表面呈鲜红色,细颗粒状,柔软湿润,触之易出血,形似鲜嫩的肉芽故称肉芽组织。镜下观察:肉芽组织内可见大量新生毛细血管平行排列,与创面垂直,并在近表面处互相吻合形成弓状突起。在毛细血管网周围有大量增生的成纤维细胞,还有不同程度的炎性细胞浸润,炎性细胞常以中性粒细胞、巨噬细胞和淋巴细胞为主。肉芽组织初期无神经纤维,故无痛觉,修复后期神经纤维逐渐长入(图3-5)。

2. 作用 ①抗感染,保护创面;②填补创口及其他组织缺损,连接断端组织;③机化或包裹坏死组织、血栓、血凝块及其他异物。

3. 结局 肉芽组织一般在组织损伤后2~3d开始形成,1~2周后逐渐成熟。表现为间质水分被吸收而减少;炎性细胞逐渐减少以至完全消失;多数毛细血管管腔闭塞、消失,少部分按功能需要存留的毛细血管则改建成小动脉或

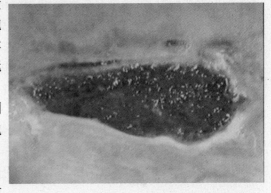

图3-5 肉芽组织

小静脉;成纤维细胞产生大量胶原纤维并变为纤维细胞。最终,肉芽组织分化成熟并逐渐转化为老化阶段的瘢痕组织。

(二)瘢痕组织

1. 瘢痕组织的概念和形态结构 瘢痕组织是纤维化的肉芽组织。

肉眼观察:瘢痕组织灰白半透明,质硬缺乏弹性,呈收缩状态。镜下观察:大量胶原纤维束平行或交错分布,胶原纤维增多变粗,且常发生玻璃样变,成纤维细胞和血管稀少。

2. 作用与结局 瘢痕组织对机体既有有利一面,又有不利一面。有利的一面表现在瘢痕组织可填补和连接缺损,保持器官完整性,使断裂的组织结合更加牢固,使器官保持其坚固。不利的一面主要是瘢痕收缩或瘢痕粘连,可引起不同程度的器官功能障碍。如发生于消化道、泌尿道等有腔器官可引起管腔狭窄;在关节附近,可引起关节活动受限。有时瘢痕过度增生,形成大而不规则的隆起硬块,可突起于皮肤表面,称瘢痕疙瘩,机制不明,一般认为与体质有关。

> **重点提示**
>
> 不健康的肉芽组织苍白色,明显水肿,松弛无弹性,表面颗粒不均匀,有时有脓性分泌物。这种肉芽组织会影响伤口的愈合,故需辨别并及时清除。

第四节 创伤愈合

创伤愈合是指机体遭受外力作用,组织缺损或离断后的愈合过程,是各组织再生、肉芽组织增生和瘢痕形成的协同作用。

一、分 型

根据组织损伤的程度及有无感染分为一期愈合、二期愈合及痂下愈合3种。

1. **一期愈合** 见于组织缺损少、创缘整齐、无感染、创面对合严密的创口,如无菌手术切口。这种创口渗出物少,炎症反应轻,24~48h 表皮再生将伤口覆盖。第 3 天肉芽组织从伤口边缘长出填平伤口;第 5 天起成纤维细胞分泌胶原纤维;故 5~7d 即可达临床愈合标准,切口已可拆线。一期愈合时间短,仅留下一条线状瘢痕。

2. **二期愈合** 见于组织缺损较大、创缘不整、无法整齐对合、局部伴有感染或异物的创口。由于创口缺损大,需要大量肉芽组织增生才能填平创口;局部坏死组织较多或感染、炎症反应明显,需要控制感染,清除坏死组织后再生才开始。所以,二期愈合时间长,形成瘢痕也较大。

3. **痂下愈合** 见于皮肤创伤,如擦伤或烧伤。创口表面的血液、渗出物和坏死组织凝固干燥后形成黑褐色硬痂,愈合在此痂下进行。上皮再生完成后,硬痂即脱落。硬痂对创面有一定保护作用,但如果痂下渗出物较多,或已有感染,则不利于愈合。

> **重点提示**
>
> 坏死组织多,感染严重的创口,往往需要清创后才能愈合。若伤口过大(一般直径超过 20cm 时),再生表皮很难将伤口完全覆盖,往往需要植皮。

二、影响创伤愈合的因素

创伤愈合的时间和形成瘢痕的大小,除了与组织损伤的范围,深浅及组织再生能力有关外,还受机体全身和局部因素的影响。

(一)全身因素

1. **年龄** 不同年龄组织细胞再生能力不同,一般组织再生能力随年龄的增加而减弱。青少年的组织再生能力强,创伤愈合快;老年人组织再生能力弱,愈合慢。另外老年人血管硬化、血液供应减少,也可使伤口愈合延迟。

2. **营养** 严重蛋白质缺乏,创口中肉芽组织形成减少,胶原纤维产生不足,创口愈合延缓。钙和磷在骨折愈合中尤为重要,维生素 C 和微量元素锌缺乏可延缓伤口愈合。

3. 激素的影响　大剂量肾上腺糖皮质激素能抑制炎症渗出、肉芽组织增生和胶原合成，还能加速胶原纤维分解。在伤口愈合过程中，避免大量使用这类药物。

4. 疾病的影响　某些疾病如糖尿病、肝硬化、恶性肿瘤、尿毒症以及某些免疫缺陷症可以影响伤口愈合的速度。

(二) 局部因素

1. 感染及异物　局部感染对再生修复十分不利。某些细菌产生的毒素和酶，可引起组织坏死，胶原纤维和基质溶解，加重局部组织损伤；感染可使渗出物增多，局部张力增大，不利于创口愈合。

2. 局部血液循环　局部血液循环良好，则再生修复快，局部血液循环不良（如缺血、淤血）则伤口愈合迟缓。

3. 神经支配　失去神经支配的组织其再生能力会受影响。如麻风病引起的溃疡不易愈合，即是神经受累的缘故。而支配局部血管的自主神经损伤会出现局部血液循环障碍，对再生影响更为明显。

4. 电离辐射　电离辐射能破坏细胞，损伤小血管，抑制组织再生，阻止瘢痕形成。如恶性肿瘤术后需放疗时，应在创伤完全愈合后再进行，以免影响创口修复。

重点提示

　　临床上，除了上述原因外，病人过度肥胖，精神长期压抑，紧张，焦虑都不利于伤口的愈合。故护理过程中应考虑到影响创愈合的诸多因素，制订合理的护理措施。

讨论与思考

1. 举例说明病理性萎缩的类型。

2. 讨论肝细胞可以发生哪些可逆性损伤？最常见的是哪种？不同损伤引起肝细胞的变化有何不同？

3. 解释脑坏死为什么叫脑软化？

4. 何谓肉芽组织？如何判断健康肉芽组织？

5. 比较无菌手术切口与严重挫伤伤口在愈合过程中的不同？

6. 病例分析

患者男，37 岁，以"规律性上腹痛 2 年，加重 1 周"为主诉入院。查体：上腹部剑突下偏左有压痛。胃镜检查提示"胃窦部溃疡"。经胃黏膜保护剂治疗，症状逐渐缓解，6 周后复查胃镜见溃疡已形成瘢痕而愈合。

思考：

(1) 根据所学知识解释什么是溃疡？溃疡会愈合吗？

(2) 在胃溃疡愈合过程中都有哪些组织的再生？其中哪些组织的再生属完全再生？哪些需要纤维性修复？为什么？

(3) 影响溃疡愈合的因素可能有哪些？

(刘起颖)

第 **4** 章

局部血液循环障碍

学习要点

1. 淤血的概念、原因及后果。肺淤血和肝淤血的主要病理变化
2. 出血的类型、原因,病理变化和后果
3. 血栓形成和血栓的概念,血栓形成的条件,血栓形成的结局及对机体的影响
4. 栓塞和栓子的概念,栓子的运行途径,常见栓塞类型及后果
5. 梗死发生的原因,贫血性梗死和出血性梗死的好发部位和病变特点

血液循环障碍分为全身性和局部性两大类。全身性血液循环障碍是由整个心血管系统结构或功能异常所导致。局部血液循环障碍根据引起局部血液或器官组织主要表现的不同分为①局部血管内循环血量的异常:表现为含血量增多(充血和淤血)或减少(缺血);②血管内成分逸出(水肿、出血);③局部血管内血液性状发生异常(由液态变为固态,表现为血栓形成);④局部血管内出现不溶于血液的异常物质(表现为栓塞);⑤局部血管内血流运行中断所致局部器官组织缺血性改变(表现为梗死)。本章仅介绍局部血液循环障碍。

重点提示

正常的血液循环是维持机体内环境稳定、组织器官功能、代谢正常运行的基本条件。血液循环一旦发生障碍,就会引起相应的组织器官功能、代谢乃至形态结构发生改变,甚至危及生命。

第一节 充血和淤血

充血和淤血都是指机体局部组织或器官血管内血液含量的增多。

一、充　　血

器官和组织因动脉输入血量增多而发生的充血,称为动脉性充血,简称充血。

(一)原因及类型

动脉性充血多为主动过程,各种原因通过神经体液调节,使细小动脉扩张,导致局部组织或器官动脉血液输入过多而发生充血。常见的充血可分为生理性和病理性两种。

1. 生理性充血　组织器官为适应正常生理需要和代谢增强而发生的充血。例如争吵时的面红耳赤,运动时的骨骼肌充血和妊娠时子宫充血等。

2. 病理性充血　病理状态下的充血,常见以下 3 种类型。

(1)炎症性充血:较为常见。主要是在炎症早期,在致炎因子和炎症介质作用下引起局部细小动脉扩张充血。例如发生在体表的炎症,早期局部表现的发红、发热和肿胀与局部炎症性充血有关。

(2)减压后充血:是局部器官、组织长期受压,当压力突然解除时,受压的小动脉发生反射性扩张引起的充血。例如绷带包扎过紧突然松开、摘除腹腔内巨大肿瘤或一次迅速抽放大量腹水等。

(3)侧支性充血:指局部组织缺血,其周围的动脉吻合支开放引起的充血,称为侧支性充血。

(二)病理变化

1. 肉眼观察　充血的组织器官体积肿大、重量增加。若发生在体表,可因动脉血内氧合血红蛋白增多,导致局部呈鲜红色;因代谢增强,产热增多,局部温度偏高。

2. 镜下观察　局部细小动脉和毛细血管扩张、充血。

(三)后果

充血多为暂时性的,消除原因,即可恢复正常。充血通常对机体有益,临床上常用热敷、拔火罐及各种理疗仪器等,使局部发生动脉性充血,改善局部营养状况,增强免疫功能及抗病力,促进某些疾病的痊愈。但充血有时也可造成组织器官损伤,如高血压或动脉粥样硬化等疾病的基础上,因情绪激动可造成脑血管充血、破裂,引起严重后果。

重点提示

　　动脉性充血是一个主动过程,多数情况对机体是有益的,但减压后充血和严重的炎症性充血会造成不良后果。

二、淤　　血

局部组织或器官内静脉血液回流受阻,血液淤积在毛细血管和小静脉中,导致血量增加,称为静脉性充血,又称淤血。

(一)原因

淤血是一被动过程,可发生于局部或全身,凡能引起静脉血液回流受阻的原因均可引起淤血。

1. 静脉受压　静脉管壁薄,受压后管腔易狭窄或闭塞,血液回流受阻,导致组织器官淤血。常见有妊娠时增大的子宫压迫髂总静脉引起下肢淤血。肝硬化时,形成假小叶压迫小叶下静脉,静脉回流受阻门静脉压力升高,导致胃肠道和脾淤血。

2. 静脉管腔阻塞　静脉内血栓形成、侵入静脉内的肿瘤细胞形成瘤栓或其他静脉栓塞、静脉炎等导致管腔阻塞,且不能建立有效侧支循环可引起淤血。

3. 心力衰竭　心力衰竭时,心脏不能排出正常容量的血液进入动脉,心腔内血液滞留,压力增高,阻碍静脉回流,造成淤血。如左心衰竭可引起肺淤血,右心衰竭可引起肝淤血。

(二)病理变化

1. 肉眼观察　淤血的组织器官体积增大,重量增加,质地变实。由于静脉血中氧合血红蛋白减少而还原血红蛋白增加,致脏器呈暗红色。若淤血发生在皮肤、黏膜,而呈紫蓝色,称为发绀。由于血流缓慢,新陈代谢降低,产热减少,局部温度降低。

2. 镜下观察　组织内小静脉和毛细血管扩张、充满红细胞,有时可伴有水肿或小灶性出血。

(三)结局

淤血的影响及结果取决于发生的原因、淤血的程度、持续时间长短、淤血器官、侧支循环建立情况等。主要表现为:淤血性水肿、淤血性出血、实质细胞萎缩、变性、坏死和淤血性硬化等。

(四)重要脏器的淤血

1. 肺淤血　左心衰竭时,肺静脉血液回流受阻,引起肺淤血。肉眼观察,两肺体积增大,呈暗红色,质地变实,边缘变钝;切面有淡红色泡沫状液体流出。镜下观察,肺泡壁毛细血管和小静脉扩张充血;肺泡腔内有水肿液及数目不等巨噬细胞和红细胞;有些巨噬细胞吞噬红细胞并将其分解,细胞质内可见含铁血黄素颗粒,这种细胞称"心力衰竭细胞"(图4-1)。长期严重肺淤血,肺泡壁结缔组织增生,肺质地变硬,呈棕褐色,称为肺褐色硬化。临床患者可出现呼吸困难、口唇及面部发绀、咳嗽、咳白色或粉红色泡沫痰等症状。

2. 肝淤血　右心衰竭时,肝静脉回流受阻引起肝淤血。肉眼观察,肝体积增大,重量增加,质地变实,边缘变钝;肝表面及切面呈红(淤血)黄(脂肪变)相间的花纹,形似槟榔,故称"槟榔肝"(图4-2)。

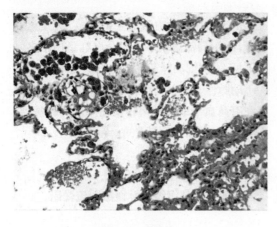

图4-1　肺淤血

注:肺泡壁增宽,毛细血管扩张充血,肺泡腔内可见水肿液、巨噬细胞、红细胞和心力衰竭细胞

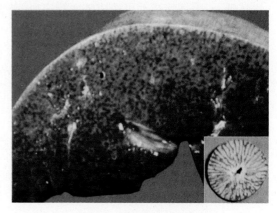

图4-2　肝淤血(大体)

镜下观察,肝小叶中央静脉及附近肝窦扩张充血,肝细胞萎缩甚至坏死,而肝小叶周边肝细胞脂肪变性(图 4-3)。长期严重肝淤血,肝小叶内网状纤维支架塌陷胶原化,纤维结缔组织增生,使肝质地变硬,引起淤血性肝硬化。

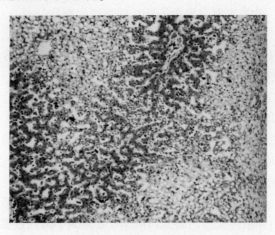

图 4-3　肝淤血(镜下)
注:肝小叶中央静脉及附近肝窦扩张充血,肝细
胞萎缩或坏死,而小叶边缘带肝细胞脂肪变性

重点提示

淤血是一被动过程,凡能引起静脉血液回流受阻的原因均可引起淤血。慢性淤血的后果包括水肿、出血、萎缩、变性、坏死和淤血性硬化。左心衰竭引起肺淤血,肺泡腔内见大量心衰细胞;右心衰竭会引起肝淤血,慢性肝淤血的特征是槟榔肝。

第二节　出　血

一、出血的类型

血液从血管或心腔溢出,称为出血。根据发生部位不同,出血可分为内出血(指血液溢入体腔或组织内)和外出血(指血液流出体外)。出血还有生理性出血和病理性出血之分。前者如正常月经的子宫内膜出血;后者多由创伤、血管病变及出血性疾病等引起。按血液溢出的机制可分为破裂性出血和漏出性出血。

二、出血的原因

(一) 破裂性出血
破裂性出血是由心脏或血管壁破裂所致,一般出血量较多,原因有以下几个方面。
1. 血管机械性损伤　如割伤、刺伤、弹伤等。
2. 血管壁或心脏病变　如心肌梗死后形成的室壁瘤,主动脉瘤或动脉粥样硬化破裂等。

3. 血管壁周围病变侵蚀　如恶性肿瘤侵及其周围的血管;结核性病变侵蚀肺空洞壁的血管;消化性溃疡侵蚀溃疡底部的血管等。

4. 静脉破裂　常见于肝硬化时食管下段静脉曲张,破裂出血。

5. 毛细血管破裂　此类出血多发生于局部软组织的损伤。

(二)漏出性出血

由于微循环的毛细血管壁通透性增高,导致血液通过扩大的内皮细胞间隙和受损的基底膜漏出血管外,称为漏出性出血。常见原因有下几个方面。

1. 血管壁的损害　这是很常见的出血原因,常由于缺氧、感染、中毒等因素作用于血管壁,导致血管壁通透性增高,引起出血。

2. 血小板减少或功能障碍　在血小板数少于 $5×10^9$/L 时,即有出血倾向。如再生障碍性贫血、白血病等均可使血小板生成减少;原发性或继发性血小板减少性紫癜、弥散性血管内凝血使血小板破坏或消耗过多等。

3. 凝血因子缺乏　凝血因子的先天性缺乏(如血友病);肝实质疾患如肝炎、肝硬化、肝癌时,凝血因子合成减少;弥散性血管内凝血(DIC)时凝血因子消耗过多等。

三、病理变化

(一)内出血

内出血可见于体内任何部位,血液积聚于体腔内称体腔积血,如心包积血、胸腔积血、腹腔积血和关节腔积血。在组织内局限性的大量出血,称为血肿,如脑部硬膜下血肿、皮下血肿、腹膜后血肿等。微小的出血进入皮肤、黏膜、浆膜面形成较小(直径 1~2mm)的出血点称为瘀点;而稍微大(直径 3~5mm)的出血称为紫癜;直径超过 1~2cm 的皮下出血灶称为瘀斑。有广泛性出血的患者,由于大量的红细胞崩解,胆红素释出,有时发展为黄疸。少量出血时仅能在显微镜下看到组织内有数量不等的红细胞或含铁血黄素的存在。

(二)外出血

鼻黏膜出血排出体外称鼻出血;肺结核空洞或支气管扩张出血经口排出到体外称为咯血;消化性溃疡或食管静脉曲张出血经口排出到体外称为呕血;结肠、胃出血经肛门排出称便血;泌尿道出血经尿道排出称为尿血;

四、后　　果

人体具有止血的功能,缓慢少量的出血,多可自行止血。局部组织或体腔内的血液,可通过吸收或机化消除,较大的血肿吸收不完全则可机化或纤维包裹。

出血对机体的影响取决于出血的类型、出血量、出血速度和出血部位。破裂性出血若出血过程迅速,在短时间内丧失循环血量 20%~25% 时,可发生失血性休克。漏出性出血,若出血广泛时,如肝硬化因门静脉高压发生广泛性胃肠道黏膜出血,亦可导致失血性休克。发生在重要器官的出血,即使出血量不多,亦可引起严重的后果,如心脏破裂引起心包内积血,可导致急性心功能不全。脑出血,尤其是脑干出血,因重要的神经中枢受压可致死亡。局部组织或器官的出血,可导致相应的功能障碍,如脑内囊出血引起对侧肢体的偏瘫;视网膜出血可引起视力消退或失明。慢性反复性出血还可引起缺铁性贫血。

重点提示

各种不同类型的出血有不同的名称,如呕血、咯血、便血、尿血、瘀点、瘀斑、紫癜等。

第三节　血栓形成

在活体心脏、血管内血液凝固或血液某些有形成分凝集形成固体质块的过程,称血栓形成。所形成的固体质块称为血栓。

正常情况下,血液中存在凝血系统和抗凝血系统(纤维蛋白溶解系统),二者保持动态平衡,既维持血管内血液的流动状态,又可在局部血管破裂时迅速凝固血液,起到止血作用。若在某些诱发因素的作用下,上述动态平衡被打破,凝血系统被激活,就会造成血栓形成。

一、血栓形成的条件和机制

血栓形成与心血管内皮细胞损伤、血流状态改变和血液凝固性增强有关。

(一)心、血管内皮细胞损伤

心、血管内皮细胞损伤是血栓形成的最重要因素。常见于心肌梗死区的心内膜、风湿性和细菌性心内膜炎的瓣膜;动脉粥样硬化斑块溃疡面、炎症性的动静脉损伤部位;也见于高脂血症、吸烟、免疫反应以及高血压等因素造成的内皮损伤。由于损伤的内皮细胞发生变性、坏死、脱落,内皮下胶原纤维暴露,血小板被活化并黏附,同时裸露的胶原纤维可激活凝血因子Ⅻ,从而激活内源性凝血系统;损伤的内皮细胞释出组织因子,启动外源性凝血系统。血小板继续活化不断释放 ADP 和血栓素 A_2,血小板黏附在粗糙的内膜上越来越多,并不断发生变性,释放凝血因子。开始为松散黏集,可以再散开,随着凝血因子不断增加而牢固黏集在一起,紧附于血管壁上,发生均质化,并不断增大形成血栓。

(二)血流状态改变

血流速度缓慢或出现涡流引起血流状态的改变,也是血栓形成的重要原因。当血流速度缓慢或出现涡流时,在血管中间流动的血小板进入边流,增加了与血管壁黏附的机会,有利于血栓的形成。因血流缓慢,已黏集的血小板和凝血因子不易被稀释带走,加剧了血栓的形成。

临床上静脉血栓常见,是动脉血栓的 4 倍,特别是心力衰竭、久病卧床患者的下肢深静脉。静脉内易发生血栓的原因是:①静脉血流速度缓慢;②较大的静脉有静脉瓣,易形成旋涡;③静脉壁薄,弹性差,易受压;④不随心脏搏动影响而振动;⑤静脉血黏稠度大。

(三)血液凝固性增高

血液凝固性增高是指血液中血小板和凝血因子增多或血液黏滞性增高而导致血液处于高凝状态。临床上常见于大面积烧伤、大手术或产后大出血等,由于大量失血,血小板增生,血液黏稠度增加,各种凝血因子含量增高和纤维蛋白原增多,致血液凝固性增高而易于血栓形成;妊娠、胎盘早期剥离、高血脂及长期大量吸烟者等均可致血液黏稠度增大,凝血因子增多而易于血栓形成。

重点提示

血栓形成是一个动态的过程,是相互拮抗的凝血机制与抗凝血机制失衡的结果;心血管内皮细胞损伤、血流状态改变、血液凝固性增高是血栓形成的3个条件,不同类型的血栓发生常以其中某一因素为主要诱发因素。

二、血栓类型及形成过程

(一)形态类型

血栓的形态类型分为以下4种。

1. **白色血栓**　常见于血流速度较快的心室、心房和动脉内。血小板在内膜损伤处大量黏附变性,形成白色血栓。如风湿性心脏病心瓣膜上疣状赘生物,或延续性血栓的起始部(头部)。

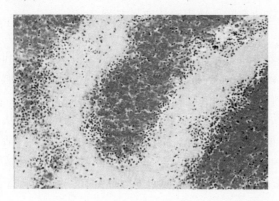

图 4-4　混合血栓

注:血小板聚集成小梁状,小梁之间血液凝固,充满大量凝固的纤维蛋白和红细胞

2. **混合血栓**　静脉内延续性血栓的体部,呈灰白与红色交替。灰白色是由大量粘连变性的血小板与少量纤维蛋白构成。红色部为纤维蛋白网罗的大量红细胞(图4-4)。多见于静脉,呈条索状。在二尖瓣狭窄的心房、心耳常呈球形或层状。

3. **红色血栓**　延续性血栓的尾部,呈暗红色、湿润、表面光滑,有弹性。陈旧性血栓因水分蒸发变得干燥,易碎。镜下观察,在纤维蛋白网眼内有大量红细胞和少量白细胞,呈条索状,常见于静脉内。

4. **微血栓**　又名透明血栓或纤维素性血栓,多见于微循环的血管内,镜下观察,主要由纤维蛋白构成,呈均质透明状。多见于休克、DIC 和各种传染病等。

(二)形成过程

血栓形成的过程分为3个阶段:①血小板黏附沉积与凝集形成血小板血栓。血小板血栓构成延续性血栓的头部;②血液凝固:血栓头部形成后,其下游的血流变慢和出现涡流,导致另一个新的血小板凝集堆的形成,这一过程反复交替进行,发展形成血栓的体部;③最后血栓体积的不断增大,致使血管腔阻塞,局部血流停滞而使血液凝固,最终构成延续性血栓的尾部(图4-5)。

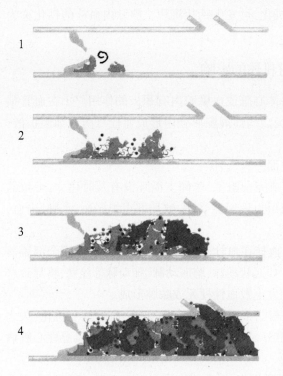

图 4-5　静脉内血栓形成示意图

1. 血管内膜粗糙,静脉内血流形成旋涡,血小板沉积;2. 血小板继续沉积形成小梁,周围有白细胞黏附;3. 血小板小梁间形成纤维蛋白网,网眼内充满红细胞;4. 血管腔阻塞,局部血流停滞致血液凝固

三、血栓的结局

(一)软化、溶解、吸收

血栓中的纤溶酶、中性粒细胞崩解释放的蛋白溶解酶和血小板释放的组织蛋白酶等作用于血栓中的纤维蛋白,使之溶解软化,被血流冲走或被吸收。

(二)机化、再通

1. 机化　是指从血栓形成后 1~2d 开始,血管壁的成纤维细胞和血管内皮细胞新生,形成肉芽组织,并伸入血栓中,逐渐代替血栓的过程。

2. 再通　是指血栓形成后由于脱水、干燥、收缩,因不同部分收缩力的大小和方向存在差异,在血栓内或血栓与血管壁间出现裂隙,随后由增生的血管内皮细胞覆盖,形成新生的血管,互相连接,在血流的冲击下使已阻塞的血管再通,重新恢复血液运行的现象(图 4-6)。

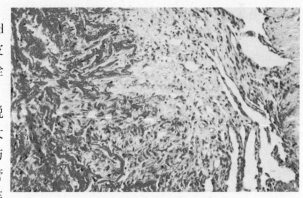

图 4-6　血栓的机化和再通

注:左侧见未完全被机化的血栓,中央为肉芽组织,右侧见再通的血管

(三)钙化

若血栓未能被软化溶解吸收又未被完全机化,可发生钙盐沉积。静脉内血栓的钙化称为静脉石,动脉内血栓的钙化称为动脉石。

四、血栓对机体的影响

血栓形成是机体一种防御措施,发生在活体心脏或血管腔内有积极的作用。①在血管损伤破裂处形成血栓可阻塞血管,防止出血;②炎症病灶周围血管内形成血栓可防止细菌扩散,控制炎症蔓延。

但在多数情况下,血栓形成表现为不利方面。

1. 阻塞血管 动脉内血栓造成管腔狭小或完全阻塞,若侧支循环没有及时建立,可致器官缺血、缺氧而萎缩或坏死。静脉内血栓形成后血液回流受阻,致局部组织淤血、水肿、出血,严重者发生坏死。

2. 血栓栓塞 血栓未能及时机化或较大血栓在血栓软化、碎裂过程中,部分或全部脱落形成栓子,随血流运行,引起栓塞,阻断血流。如冠状动脉、脑底动脉、肺动脉等栓塞,将导致严重后果。若栓子内含有细菌,可引起栓塞组织发生败血性梗死或脓肿形成。

3. 心脏瓣膜病变 风湿性心内膜炎时在瓣膜上反复形成白色血栓,血栓反复机化,久之可致瓣膜增厚、扭曲、缩短、粘连,导致瓣膜口狭窄或关闭不全,形成瓣膜病。如风湿性心脏病二尖瓣口狭窄和关闭不全等。

4. 广泛出血及休克 由于严重创伤、大面积烧伤、严重感染等引起 DIC 时,微循环内形成广泛的微血栓,消耗了大量的血小板和凝血因子,导致血液处于低凝状态而引起全身广泛出血和休克,对机体产生严重的后果。

第四节　栓　　塞

在循环的血液中出现不溶于血液的异常物质,随血液运行阻塞血管腔的现象,称为栓塞。阻塞血管的异常物质称为栓子。常见的栓子有脱落的血栓、细菌团、瘤细胞团,少见的有脂肪、空气和羊水等。

一、栓子的运行途径

栓子无自主运动能力,其顺血流运行,运行途径通常与血流方向一致,少数情况下出现反常运行(图 4-7)。

(一)来自右心和体静脉系统的栓子

来自右心房、右心室、上腔静脉系统和下腔静脉系统的栓子,随着血液流动最后流入肺动脉及其肺内分支中,引起肺动脉主干或分支栓塞。只有极少数微小栓子或可压缩的栓子经肺泡毛细血管、肺静脉入左心到主动脉系统,阻塞某些小动脉分支。

(二)来自左心和主动脉系统的栓子

左心房、左心室、主动脉及其分支的栓子随血液流动阻塞于脏器中较小的动脉分支内引起栓塞。常见于脑、脾、肾及四肢的指、趾部等。

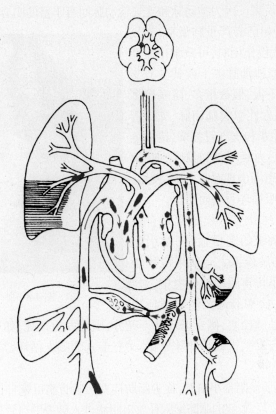

图 4-7　栓子的运行途径与栓塞模式图

(三)来自门静脉系统的栓子

来自脾静脉、肠系膜上静脉和肠系膜下静脉的栓子,随着血液流动阻塞肝内或肝外门静脉分支。

(四)交叉性栓塞

当患者有先天性心脏病,如房间隔缺损或室间隔缺损时,心腔内的栓子可由压力高的一侧,通过缺损口流到压力低的一侧,引起栓塞,称为交叉性栓塞,如左心和动脉系统栓子可到肺,右心和体静脉系统栓子可到脑、肾、脾等。

(五)逆行性栓塞

在特殊情况下栓子可逆行性运行。由于剧烈的咳嗽、呕吐等致胸、腹腔压力突然升高时,下腔静脉的血栓脱落可栓塞于下腔静脉所属分支,如肝、肾或下肢静脉内。

二、栓塞的类型及其对机体的影响

(一)血栓栓塞

由血栓栓子引起的栓塞,称为血栓栓塞。临床上最常见,占 99% 以上。由于栓子来源、大小、多少和栓塞部位不一,对机体影响不同。

1. 肺动脉栓塞　栓子多来自下腔静脉,尤其是腘静脉、股静脉、髂静脉、盆腔静脉和右心,占 90% 以上,其影响程度视栓子大小、数量和机体健康状况而定。①少数小栓子阻塞肺动脉小分支,一般不会引起严重后果。因为肺动脉和支气管动脉间有丰富的吻合支,肺组织仍可由支气管动脉获得血液供应;②如已有严重肺淤血,支气管动脉不能充分发挥代偿作用时,可致肺出血性梗死;③如栓子大,阻塞肺动脉主干或其大分支(图4-8),或栓子虽然不大,但数量多,阻塞较多的肺动脉分支时,可反射性引起肺动脉、支气管动脉和冠状动脉广泛痉挛和支气管痉挛,造成急性肺动脉高压和右侧心力衰竭,同时肺缺血、缺氧和左心排血量下降,患者出现呼吸急促、发绀、休克等症状,大多因呼吸循环衰竭而死亡。

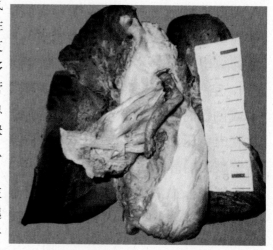

图4-8 肺动脉血栓栓塞

2. 体循环动脉系统栓塞　栓子常来自左心房、左心室及动脉系统的附壁血栓,常引起脾、肾、脑、心和下肢动脉栓塞。一般来说栓子易进入较大的与主干呈锐角的动脉分支中。栓塞的后果视栓子大小、栓塞部位及侧支循环建立情况而异。较大的动脉栓塞,侧支循环又不充分,则会发生梗死,如栓塞冠状动脉、脑底动脉则可导致严重后果。若发生于较小动脉分支,又有丰富的侧支循环,常无严重后果。

(二)脂肪栓塞

循环血液中出现脂肪滴阻塞小血管,称为脂肪栓塞。脂肪滴可来自长骨骨折或严重脂肪组织挫伤、烧伤及脂肪肝破裂等,破裂的脂肪细胞释放出脂滴进入破裂的血管可致栓塞。脂肪栓塞对机体的影响取决于栓塞的部位和脂滴的多少。少量脂滴栓塞可由单核细胞的吞噬作用或脂酶的分解而吸收,对机体无明显危害。但若在短时间内进入肺循环的脂肪达 9~20g 时,肺部毛细血管 70% 被栓塞,患者可表现呼吸困难、发绀、咳嗽、痰内有脂滴,甚至导致急性右心衰竭而死亡。

(三)气体栓塞

大量气体进入血液循环或原溶解在血液中的气体迅速游离出来形成气泡,随血液循环阻塞血管,称为气体栓塞。

1. 空气栓塞　多见于头颈部手术或胸壁外伤损伤锁骨下静脉、颈静脉或胸腔大静脉时,由于此处静脉压为负压,空气由破裂口而入血;也可发生在分娩、流产、胎盘早期剥离或人工流产时,由于子宫强烈收缩,空气被挤入破裂的静脉窦。若在短时间内大量空气(约 100ml)进入血液循环到达右心,心脏不断搏动可使空气与血液混合形成大量泡沫,由于泡沫有可压缩性,当心脏收缩时阻塞在肺动脉出口,心脏舒张时气泡变大阻止腔静脉血入右心,可导致循环中断而猝死。

2. 氮气栓塞　由于气压骤减时,溶解在血液中的气体迅速游离出来,形成气泡引起栓塞,称为减压病,又名沉箱病。从事沉箱作业的潜水员由深水区迅速升到水面,由于气压突然降低,溶解于血液中的氧、二氧化碳和氮气气体游离出来形成气泡,氧和二氧化碳可以化学结合的方式再溶于血液被吸收,而氮气在血液中溶解缓慢,小气泡在血液中互相融合成较大气泡导致器官氮气栓塞。当影响心、脑、肺和肠等器官时,可造成缺血和梗死,引起相应症状,甚至危及生命。

(四)羊水栓塞

在分娩过程中,子宫强烈收缩,当羊膜破裂而胎儿头部阻塞宫颈口时,可将羊水压入胎盘附着处的血窦,或进入破裂的子宫壁静脉窦及破裂的子宫颈内膜血管,经母体子宫静脉进入肺循环,在肺动脉分支和毛细血管内引起羊水栓塞。该病罕见(1/50 000),但后果严重,病死率大于80%。表现在分娩中或分娩后产妇突然出现发绀、呼吸困难、抽搐和休克等临床症状,甚至猝死。其原因可能是羊水栓塞肺血管引起肺循环机械性阻塞、迷走神经兴奋引起的血管痉挛、右侧心力衰竭、过敏性休克、弥散性血管内凝血等。

(五)其他栓塞

其他栓塞有:①肿瘤细胞栓塞,由恶性肿瘤细胞侵入血管并随血流运行引起的栓塞;②细菌栓塞,大量细菌存于血液中引起的栓塞;③寄生虫栓塞,是寄生虫及其虫卵寄生引起的栓塞,多见于寄生在门静脉的血吸虫及其虫卵栓塞于肝内门静脉小分支。

> **重点提示**
>
> 复习正常解剖状态下血液循环的路径,理解栓子的运行途径;分析不同类型的栓塞对机体的影响。

第五节 梗 死

局部组织因动脉血液供应中断,侧支循环不能及时建立而引起的缺血性坏死,称为梗死。

一、梗死的原因

凡能引起动脉血管阻塞导致组织缺血的原因均可造成梗死。常见原因如下:

1. **血栓形成** 是梗死最常见的原因。常见于冠状动脉和脑动脉粥样硬化伴有血栓形成时引起的心肌梗死和脑梗死。

2. **动脉栓塞** 多为血栓栓塞,常引起脾、肾、肺和脑的梗死。

3. **血管受压** 组织器官变形、动脉受肿瘤或其他机械性压迫致管腔狭窄,甚至闭塞,如肠套叠、肠扭转、肠嵌顿疝、肿瘤蒂扭转等均可使静脉受压致局部组织淤血水肿,进而动脉也会受压致血流中断,组织发生缺血坏死。

4. **动脉痉挛** 情绪激动、疲劳过度、寒冷刺激等可使小动脉持续痉挛性收缩致组织缺血坏死。如冠状动脉、脑底动脉痉挛分别可致心肌梗死、脑软化。

5. **侧支循环缺乏** 有些器官组织血管吻合支少,如心、脑、脾和肾,当其动脉阻塞时侧支循环不能迅速建立,极易发生缺血性坏死。

二、梗死的类型及病理变化

根据梗死区含血量多少或颜色将梗死分为两类。

(一)贫血性梗死

1. **发生条件及好发部位** 条件:①组织结构致密;②侧支循环不丰富的实质器官。好发部位:心、脑、脾、肾等。

2. **病理变化** 肉眼观察:①颜色,梗死灶呈灰白色或灰黄色;②形状,多数梗死灶呈锥形,切面呈扇形或三角形(图4-9),心肌梗死灶呈不规则形或地图形;③质地,多数梗死灶为凝固性坏死,质实,脑梗死灶为液化性坏死,日久逐渐液化成囊腔状;④在梗死灶周围有明显的充血出血带,与周围组织分界清楚。镜下观察:①早期可见核固缩、核碎裂和核溶解等细胞坏死的改变,组织结构轮廓尚保存,坏死区与正常组织交界处见充血出血带(图 4-10);②后期坏死组织成为一片均匀红染无结构的物质;③晚期肉芽组织长入取代坏死组织,最终形成瘢痕组织。

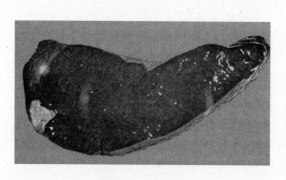

图 4-9　脾梗死

注:切面左侧可见一个三角形梗死区

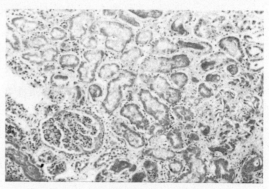

图 4-10　肾贫血性梗死(镜下)

注:右上角为梗死区,可见肾小球、肾小管凝固性坏死,细胞核消失,但组织轮廓尚存,左下方为正常肾组织,可见一肾小球

(二) 出血性梗死

1. 发生条件及好发部位　条件:①梗死前组织已发生了严重的淤血;②组织结构疏松;③有双重血液循环或吻合支丰富的器官。好发部位:肺和肠。

2. 病理变化　肉眼观察:①梗死灶呈暗红色;②肺出血性梗死灶呈锥体形,切面呈扇形或三角形(图 4-11),肠出血性梗死灶呈节段形(图 4-12);③梗死灶较湿润;④在梗死灶周围无明显的充血出血带,与周围组织分界不清楚。镜下观察:除早期梗死灶内弥漫性出血外,其余同贫血性梗死的镜下所见。

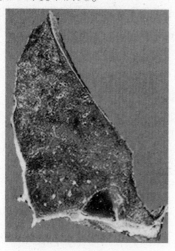

图 4-11　肺出血性梗死

注:肺组织下方见一个楔形梗死灶,灶内肺组织出血坏死

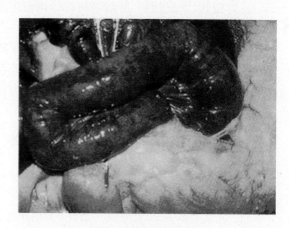

图 4-12　肠出血性梗死

注:梗死的肠壁呈暗红色

重点提示

　　梗死的发生取决于供血器官血管的类型;梗死灶的形状取决于器官血管分布特点;梗死灶的颜色取决于病灶内的含血量。

三、梗死对机体的影响

　　梗死对机体的影响,取决于发生梗死的器官、部位、梗死灶大小、有无细菌感染等因素。肾、脾梗死由于梗死区一般较小,临床可有局部疼痛。心肌梗死可致发热,末梢血细胞增多、心前区剧痛及心功能障碍,重者可致死。肺出血性梗死可致胸部疼痛、咯血。脑梗死因脑软化可致偏瘫、失语。肠出血性梗死可出现恶心、呕吐、腹泻、腹痛等,如有肠穿孔可并发腹膜炎。肺、肠和四肢的梗死继发细菌感染时,因发生坏疽而后果严重。

讨论与思考

　　1. 左心衰竭患者出现面部发绀、呼吸困难等症状,请同学们结合所学知识分析患者出现以上症状的临床病理机制?

　　2. 足球比赛中某同学不慎足踝扭伤,从病理学角度分析以下现场处理办法是否得当?

　　(1)扭伤后抬高患肢并限制活动。

　　(2)伤处如有活动性出血时,应及时进行冷敷以控制伤势发展。

　　(3)扭伤后立即使用"红花油"等外敷药物,同时进行搓揉和热敷,以缓解局部肿胀和疼痛。

　　3. 在静脉输液过程中,护士需要及时发现并处理输液管中出现的气泡,请分析原因。

(汪　鹏)

第 **5** 章

水　肿

> **学习要点**
> 1. 水肿的概念
> 2. 水肿的发生机制
> 3. 常见水肿的类型与特点

过多的体液在组织间隙或体腔内积聚称为水肿。若水肿发生于体腔内,称之为积液或积水。如胸腔积液、腹水、脑积水等。

水肿有多种分类方式:①按水肿的波及范围可分为全身性水肿和局部性水肿;②按水肿的发生原因和机制可分为肾性水肿、心性水肿、肝性水肿、营养不良性水肿、淋巴性水肿、炎性水肿、血管神经性水肿等;③按水肿发生的部位可分为皮下水肿、肺水肿、脑水肿、喉头水肿、视盘水肿等。

第一节　水肿的发生机制

正常人体组织间液约占体重的 15% ,组织间液含量保持相对恒定。当这种平衡失调时就可以导致水肿的发生。水肿的发生机制相当复杂,在不同的疾病或同一疾病的不同过程中并不完全相同,可以概括为两个方面:①血管内外液体交换失衡(组织液生成大于回流);②体内外液体交换失衡(钠、水潴留)。

一、血管内外液体交换失衡

正常情况下组织间液和血浆不断进行液体交换,组织液的生成和回流保持动态平衡。影响血管内、外液体交换平衡的因素有:①毛细血管血压(平均 2.26kPa)和组织液胶体渗透压(平均 0.67kPa),是促进血管内液向外滤出的力量。②血浆胶体渗透压(平均 3.72 kPa)和组织液流体静水压(-0.86kPa),是促使组织液回流的力量。这两者之差称为有效滤过压。组织间液的多少取决于有效滤过压的大小。在毛细血管动脉端液体滤出大于重吸收,因此,液体从动脉段滤出,而在毛细血管静脉端液体的回吸收大于滤出,液体返回血管。正常机体动脉端组织液的生成略大于回流。③淋巴回流:淋巴管壁的通透性较大,可将组织液回流的剩余部分经淋巴系统回流致血液循环,同时将毛细血管漏出的少量大分子送入体循环(图5-1)。

上述因素任意一个失调或相继失调,都可能引发血管内外液体交换的失衡,使组织液的生成过多或回流过少,导致水肿的发生。

1. **毛细血管血压增高** 主要由于全身或局部的静脉压增高,导致毛细血管血压升高,血管的有效滤过压增大,组织液的回吸收减少。当组织液的生成超过淋巴回流代偿能力时,液体积聚于组织间隙引起水肿。毛细血管血压增高的常见原因是静脉回流受阻,使静脉内压升高,见于左心衰竭肺静脉高压时导致的肺水肿、右心衰竭体静脉压升高导致的全身性水肿、肿瘤压迫静脉及静脉血栓形成导致的局部水肿等。

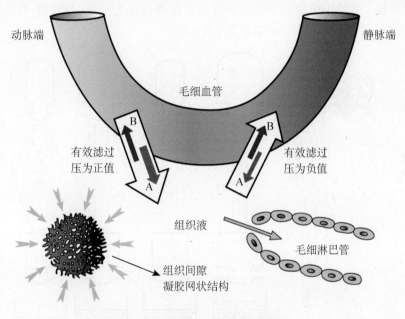

图 5-1 组织液生成与回流示意图

2. **血浆胶体渗透压降低** 血浆胶体渗透压主要取决于血浆白蛋白的含量。当血浆白蛋白的含量减少时,血浆胶体渗透压降低,有效滤过压增大,组织液的生成大于回流,超过淋巴代偿能力,导致水肿发生。引起血浆白蛋白减少的原因有:①蛋白质摄入不足,如禁食、消化道疾病导致的肠吸收功能障碍;②蛋白质合成障碍,蛋白的合成主要在肝,如肝功能障碍时;③蛋白质丢失过多,见于肾病综合征时大量的蛋白质经肾排泄;④蛋白质分解代谢增多,见于恶性肿瘤、慢性感染性疾病等。

3. **微血管壁通透性增加** 正常情况下,毛细血管只允许微量小分子蛋白质滤出,因此,微血管内外形成了较大的胶体渗透压梯度。当致病因素直接或间接损伤微血管壁,微血管壁通透性增高,血浆蛋白滤出增多,血浆胶体渗透压降低。此时,组织胶体渗透压升高,组织液生成增多,形成水肿。常见于各种炎症,包括:感染、烧伤、冻伤、化学损伤、血管神经性疾病及昆虫咬伤等。

4. **淋巴回流受阻** 淋巴回流不仅可以将组织液及其所含蛋白质回收到血液循环,而且在组织液生成增多时还可代偿回流,具有重要的抗水肿作用。当淋巴道阻塞,如手术、肿瘤等因素,致使淋巴回流受阻或机体不能代偿性增加回流,含蛋白的水肿液在组织中积聚,形成淋巴性水肿。常见原因有,丝虫病时淋巴管的阻塞、恶性肿瘤时癌细胞侵入淋巴管阻塞淋巴管、根治术切除相应淋巴组织引起病变部位水肿。

二、体内外液体交换失衡

正常机体内钠、水的摄入量和排出量处于动态平衡。当血浆及组织液中钠和水成比例积聚,即出现钠、水潴留。机体在神经-体液的调节下通过肾小球的滤过和肾小管的重吸收调节钠、水代谢,维持钠、水平衡。正常情况下,肾小球滤过的钠、水总量有 99% ~ 99.5% 被肾小管重吸收,仅有 0.5% ~ 1% 排出体外,其中肾小管的重吸收始终与肾小球的滤过发生相应的变化,即球-管平衡。若肾小球滤过率降低或肾小管重吸收能力增强,导致球-管平衡失调,就易出现钠、水潴留,成为水肿发生的重要因素(图 5-2)。

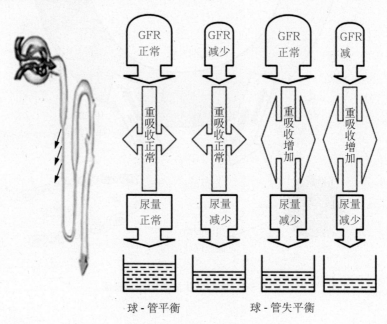

图 5-2 球-管失衡示意图

(一)肾小球滤过率下降

肾小球滤过率降低,在不伴有肾小管重吸收相应减少时,就会导致钠、水潴留,常见原因如下。

1. 广泛的肾小球病变 如急性肾小球肾炎时,炎性渗出物的堆积和肾小球内皮细胞增生的肿胀,毛细血管狭窄甚至闭塞,肾小球滤过障碍;慢性肾小球肾炎,肾单位严重破坏,肾小球滤过面积减少,肾小球滤过率降低。

2. 有效循环血量减少 如充血性心力衰竭、肾病综合征等使有效循环血量减少,肾血流量下降,以及由此继发的交感-肾上腺髓质系统和肾素-血管紧张素-醛固酮系统的兴奋,使入球小动脉收缩,肾血流量进一步减少,引起肾小球滤过率下降,导致钠、水潴留。

(二) 肾小管、集合管重吸收钠、水增多

肾小管、集合管重吸收钠、水增多包括以下几方面。

1. 肾小球滤过分数增加 正常机体近曲小管重吸收随肾小球的滤过能力的改变始终保持球-管平衡,球-管平衡受肾小球滤过分数(滤过分数＝肾小球率过滤/肾血浆流量)的影响。当充血性心力衰竭或肾病综合征时,肾血流量随有效循环血量的减少而下降,由于出球小动脉的收缩比入球小动脉更明显,肾小球滤过率相对增高,导致肾滤过分数增加。此时,血浆中的无蛋白滤液增多,通过肾小球后,流入肾小管周围毛细血管的血液其胶体渗透压也相对增高;同时,由于血流量减少,流体静压下降,这些因素使近端小管重吸收钠、水增加导致钠、水潴留。

2. 肾血流量重新分布 正常肾血流量约90%分布在皮质肾单位,当有效循环血量减少时肾血流重新分布,大量血流转移到近髓肾单位,通过皮质肾单位的血流量减少,这主要是由于皮质血管对儿茶酚胺、血管紧张素Ⅱ敏感性较高而产生的收缩反应,从而引起血流的重新分布使近髓肾单位血流增加,使钠、水重吸收增加。

3. 醛固酮和抗利尿激素分泌增多 远曲小管和集合管重吸收钠、水受激素的调节。醛固酮分泌增加,促使肾远曲小管和集合管重吸收钠增多,进而引起钠、水潴留。抗利尿激素(ADH)的作用是促进远曲小管和集合管对钠、水的重吸收,也是钠、水潴留的重要机制之一。

充血性心力衰竭、肾病综合征、肝硬化腹水等使有效循环血量降低,肾血流量降低,球旁细胞分泌肾素-血管紧张素-醛固酮系统被激活,肾小管重吸收钠增多,重吸收钠增多引起血浆渗透压增高,使 ADH 分泌增多。此外,肝硬化时肝灭活醛固酮功能减退,也是醛固酮升高的原因;有效循环血量减少反射性也会引起 ADH 分泌增加。

4. 心房钠尿肽分泌减少 正常机体血液循环中就存在心房钠尿肽(ANP)。ANP 由心肌细胞释放,具有扩张血管、提高肾血流量、促进钠、水排出的作用。影响 ANP 释放的因素较多,当血压下降、有效循环环血量减少、血 Na^+ 降低时 ANP 分泌减少,导致近曲小管对钠、水重吸收增多。

以上是水肿发病的主要原因及机制,不同水肿发生的过程中常常是多原因所导致的结果,相同的因素在不同的机体、不同水肿的发病机制下导致的后果也不尽相同。

重点提示

1. 水肿是诸多疾病的常见病理过程,不是独立的疾病。

2. 皮下水肿时组织液超过原体重10%以上,表现为皮肤肿胀、弹性差、皱纹变浅,按压水肿部位时可有凹陷,按压后一段时间内凹陷不能恢复者,称为凹陷性水肿,又称为显性水肿。皮下水肿液增多在体重10%以下,按压水肿部位凹陷在短时间自然平复,称非凹陷性水肿,又称隐性水肿。

第二节 常见水肿的类型

一、心性水肿

由心力衰竭而导致的水肿称为心性水肿,其水肿液的分布与心力衰竭发生的部位有关。左

心衰竭主要发生肺水肿;右心衰竭引起全身性水肿,通常将右心衰竭引起的水肿称心性水肿。

1. 临床特点　皮下水肿是心性水肿的典型体征。水肿首先出现在身体的下垂部位,患者长期保持坐位或站立位时,出现下肢水肿,以胫骨前区、踝、足等部位最为明显;长期卧床的病人,则以腰骶部最明显,主要由于体循环淤血时,毛细血管血压受到重力的影响导致的。随着病情的进展,水肿会进行性加重乃至波及全身,有时甚至出现腹水、胸腔积液甚至心包积液。

2. 发生机制　心性水肿的发生机制与诸多因素有关。

(1)心排血量降低,有效循环血量不足:心排血量降低,有效循环血量减少是导致钠、水潴留的主要原因。由于心力衰竭,心排血量减少,使有效循环减少,导致:①肾血流量减少,肾血管收缩,肾小球率过滤下降,引发钠、水潴留;②肾血流量减少后激发肾素-血管紧张素-醛固酮系统,醛固酮、ADH分泌增加,肾远曲小管、集合管重吸收钠、水增多;③交感神经兴奋,肾内血液重新分布及肾小球滤过分数增加,使肾小管对钠、水重吸收增加。

(2)体静脉回流障碍,有效循环血量不足:由于体静脉回流障碍,使组织液的生成大于回流。①心力衰竭,心泵功能减弱,静脉淤血,静脉压升高,致使毛细血管血压增高同时淋巴回流受阻;②心力衰竭患者由于长期消化系统功能障碍,蛋白质消化吸收及合成功能降低,血浆白蛋白减少,血浆胶体渗透压降低,促使水肿发生;③心排血量降低时,交感-肾上腺髓质系统兴奋,小静脉收缩,同时毛细血管流体静压升高;④钠、水潴留,一方面增加血容量,使静脉压升高;另一方面稀释血液,使血浆胶体渗透压降低。

二、肝 性 水 肿

由严重的肝疾病引发的水肿称肝性水肿,最常见的原因是肝硬化和重症肝炎。

1. 临床特点　肝性水肿常以腹水为主要表现,皮下水肿不明显,病人可因腹水增多使膈肌上移影响呼吸,出现不同程度的呼吸困难。

2. 发生机制　肝性水肿的发生机制:①肝静脉回流受阻与门静脉高压:肝硬化时,肝纤维组织增生和假小叶的形成,使肝静脉回流受阻,肝血窦压力增高,过多液体经肝表面和肝门漏入腹腔形成腹水。同时,门静脉压增高使肠系膜淋巴液生成增多,超过肝淋巴回流的代偿能力,大量淋巴液进入腹腔形成腹水;②低蛋白血症:肝病变时肝对蛋白质的消化吸收和合成障碍导致低蛋白血症,血浆胶体渗透压下降,促进腹水及水肿的形成;③钠、水潴留:肝硬化形成腹水后,有效循环血量下降,肾素-血管紧张素-醛固酮系统的激活,使醛固酮和ADH分泌增加,而受损的肝对其灭活能力减弱,肾小管重吸收钠、水增多,加重水肿。

三、肾 性 水 肿

肾性水肿是大部分肾病的主要体征,是由于肾的原发疾病引起的水肿。

1. 临床特点　肾性水肿多见于各种肾病,也可见于慢性肾炎,临床上水肿液常分布在皮下的疏松部位,轻度及早期的肾性水肿仅在晨起出现颜面部的水肿,随病情进展逐渐扩散到全身,甚至出现胸腔积液、腹水等。

2. 发生机制　根据肾性水肿的发生机制及临床特点的差异,将肾性水肿分为肾病性水肿和肾炎性水肿。

(1)肾病性水肿:发生机制是①血浆胶体渗透压下降,肾病综合征时,大量血浆蛋白随尿排出,导致低蛋白血症,血浆胶体渗透压降低,组织的生成大于回流,此时出现全身性水肿;②

钠、水潴留:血浆胶体渗透压下降,组织的生成大于回流,有效循环血量下降,激活肾素-血管紧张素-醛固酮系统,使抗利尿激素分泌和释放增加。

(2)肾炎性水肿:常见于急性肾小球肾炎,其水肿的发生机制是肾小球滤过率下降,而肾小管对钠、水重吸收增加而导致钠、水潴留。由于肾小球毛细血管内皮细胞和间质细胞的增生及炎性细胞的浸润,使通过肾小球的血流量减少,肾小球滤过面积减少,继发性的肾素-血管紧张素-醛固酮系统激活,使肾小管重吸收钠、水的能力增强。

> **重点提示**
>
> 肾性水肿为全身性,首先出现在组织疏松的眼睑和面部。肾病性水肿以大量蛋白尿、低蛋白血症、严重水肿和高脂血症为临床特点,水肿发生的主导环节是低蛋白血症引起血浆胶体渗透压下降;肾炎性水肿以高血压、水肿及血尿为临床特点,主要由肾小球滤过率下降引起钠、水潴留。

四、肺 水 肿

过多的液体积聚在肺组织内称为肺水肿。根据水肿液积聚的位置不同分为间质性肺水肿和肺泡性肺水肿。

1. 临床特点 间质性肺水肿,常有咳嗽、胸闷,轻度呼吸急促。两肺可闻及哮鸣音;肺水肿液体渗入肺泡后,表现为面色苍白、发绀、严重呼吸困难,咳大量白色或含血的粉红色泡沫痰,两肺布满湿啰音。

2. 发病机制 ①肺毛细血管血压增高,正常肺毛细血管平均血压为 0.933kPa,当肺静脉回流受阻时,毛细血管血压增高。当毛细血管血压超过 3.99kPa,即可发生肺水肿。如高血压病患者伴发心力衰竭时,随着心泵功能的减弱,出现左心房、肺静脉和肺毛细血管压增高;纵隔肿物时,压迫肺静脉和左心房;大量输入非胶体液时,或在心力衰竭、肾衰竭时钠、水潴留时使肺血容量增大。②肺毛细血管壁通透性增加,受各种生物、理化因子的直接作用或炎症介质的损伤,致使血管壁通透性增加,常见于大叶性肺炎、氧中毒等。③血浆胶体渗透压下降,是促进肺水肿发生的重要因素,轻度的血浆胶体渗透压降低时,因肺组织的强大抗水肿能力,一般不易发生水肿,若同时存在肺毛细血管流体静压增高,就可以发生肺水肿。④肺淋巴回流障碍,在肺组织纤维化或肿瘤肺淋巴转移时,阻塞淋巴管,致使肺组织淋巴系统的抗水肿代偿能力减弱,这也是促进肺水肿的原因。

> **重点提示**
>
> 术后病人快速、大量输入液体易导致肺水肿。

五、脑 水 肿

过多液体在脑组织间隙聚集,引起脑体积增大,重量增加,称为脑水肿。

1. 临床特点 脑水肿是颅内疾病和全身性系统疾病引起的继发性病理过程,常引起或加剧颅内压增高,主要表现为脑损害症状及颅内压增高症状,临床表现为头痛、呕吐、视盘水肿、躁动、嗜睡甚至昏迷。

2. 发病机制　根据水肿发生的病因、机制及部位不同,分为以下 3 种类型:①血管源性脑水肿,是脑水肿的最常见类型,多因脑血管意外、脑外伤及颅内肿瘤引起。主要因为脑毛细血管壁通透性增加导致脑水肿;②间质性水肿,主要因先天或后天原因,压迫或阻塞导水管或脑室孔。常见于颅内肿瘤压迫第 4 脑室或大脑导水管。由于脑脊液循环障碍使大量的液体积聚在脑室,形成阻塞性脑积水,随积水的量逐渐增多渗入白质,引发间质性水肿;③细胞毒性水肿,即脑细胞水肿,主要表现为神经细胞、神经胶质细胞和血管内皮细胞内液含量增多。常见于急性脑缺氧。由于缺氧及代谢产物增多,ATP 产生不足,钠泵功能障碍,进而钠水在细胞内堆积,同时,由于细胞外的低渗,细胞内水分增多,引起细胞水肿。

第三节　水肿对机体的影响

水肿对机体的影响包括有利效应和有害效应。

一、水肿的有利效应

炎性水肿的发生具有以下有利作用:①稀释毒素;②运送抗体;③阻碍细菌扩散,有利于吞噬细胞的游走。

在血容量明显增加时,大量液体及时转移到组织间隙,避免了循环系统压力急剧升高,从而防止由血压升高引起的血管破裂和心力衰竭。因此,水肿还有调节血容量"安全阀"之称。

二、水肿的有害效应

水肿根据发生的部位、程度、速度及持续时间等都会对机体造成不同程度的影响。

1. 细胞营养障碍　过量的液体积聚在组织间隙,使细胞与毛细血管的距离增大,增加了营养物质在细胞间弥散的距离,尤其是受骨壳等坚实的膜限制的器官及组织,在发生急性重度水肿时,压迫微血管使营养血流减少,细胞变性,细胞发生严重的营养障碍。水肿组织损伤时修复能力降低、抗感染能力也降低,易合并感染。

2. 对器官组织功能活动的影响　水肿对器官组织功能活动的影响取决于水肿的部位、程度、发生速度及持续时间。快速发生的严重水肿因来不及适应及代偿可引起比慢性水肿更严重的功能障碍。若为生命活动的重要器官,水肿可造成严重后果甚至危及生命,如脑水肿引起颅内压升高,甚至脑疝导致死亡;肺水肿引起气体交换障碍严重者呼吸衰竭;喉头水肿引起气道阻塞,严重者窒息死亡。

讨论与思考

1. 讨论分析本章所述的"水肿"与细胞水肿有何异同?

2. 简要叙述以下水肿发生的原因。

(1)术后病人大量输入液体为什么易致肺水肿?

(2)孕妇随孕期发展,下肢水肿逐渐加重的原因?

(张　静)

第**6**章

炎　症

学习要点

1. 炎症、变质、渗出、脓肿、蜂窝织炎、炎性息肉和炎性肉芽肿的概念
2. 炎性细胞的种类及临床意义
3. 炎症增生的成分及作用
4. 变质性炎的病变特点
5. 渗出性炎症的类型及病变特点
6. 增生性炎症的类型及病变特点

第一节　炎症概述

一、炎症的概念

炎症是具有血管系统的活体组织对各种致炎因子造成的损伤所发生的以防御为主的病理性反应。基本病变有变质、渗出和增生。临床局部表现为红、肿、热、痛和功能障碍，并伴有不同程度的全身反应，如发热、白细胞计数改变及单核-吞噬细胞系统增生等。

重点提示

炎症本质是以防御和保护为主的病理过程，损伤和抗损伤贯穿炎症反应的全过程。

二、炎症的原因

凡是能引起机体组织和细胞损伤的因素都可以成为炎症的原因，即致炎因子。致炎因子多种多样，可归纳为以下几大类。

1. 生物因子　细菌、病毒、立克次体、支原体、真菌、螺旋体和寄生虫等为炎症最常见的原因。由生物因子引起的炎症称为感染。
2. 物理因子　高温、低温、电击、放射性物质、机械性损伤等。
3. 化学因子　包括外源性和内源性化学物质。外源性化学物质有强酸、强碱、各种毒气

等。内源性化学物质有组织坏死所产生的崩解产物以及在某些病理状态下堆积在体内的代谢产物(如尿酸、尿素)等。

4. 免疫反应 免疫反应异常可引起变态反应或自身免疫性疾病,如类风湿关节炎、过敏性鼻炎等。

第二节 炎症介质

在炎症过程中,除了某些致炎因子直接引起损伤外,还有一系列具有生物活性的化学物质参与或引起炎症反应,这些化学物质称为炎症介质。炎症介质可分为外源性(如细菌及其产物)和内源性(来源于细胞和血浆)两大类,以内源性介质为主。细胞源性炎症介质常以颗粒的形式储存于细胞内,在需要的时候释放到细胞外,或在某些致炎因子的刺激下由细胞合成并释放,主要有组胺、5-羟色胺、前列腺素、白细胞三烯、溶酶体酶等;血浆源性炎症介质多以前体形式存在,须经蛋白水解酶裂解才能激活,主要有缓激肽、补体系统、纤维蛋白多肽等。

炎症介质在炎症过程中的主要作用是使血管扩张、血管壁通透性增加及对炎性细胞的趋化作用,促使炎症渗出的发生。有的炎症介质还可引起发热、疼痛及组织损伤等。炎症介质发挥作用后很快会被酶降解灭活,或被拮抗分子抑制或清除。

第三节 炎症的基本病理变化

炎症的基本病理变化包括局部组织的变质、渗出和增生。在炎症过程中它们一般按先后顺序发生,即变质→渗出→增生。一般在炎症早期和急性炎症以变质或渗出为主,炎症后期和慢性炎症以增生为主,但变质、渗出和增生是相互联系的。一般来说变质属于损伤过程,而渗出和增生则属于抗损伤和修复过程。

一、变 质

变质是指炎症局部组织细胞发生的变性和坏死。

(一)形态变化

变质既可以发生于实质细胞,也可以发生在间质。实质细胞常出现细胞水肿、脂肪变性,严重时可发生凝固性坏死或液化性坏死等。间质组织可发生玻璃样变性、黏液样变性和纤维素样坏死等。

(二)代谢变化

炎症局部组织可发生一系列代谢变化。分解代谢增强是炎症组织的代谢特点,可表现为以下两个方面。

1. 局部酸中毒 炎症初期组织分解代谢增强使局部耗氧量增加,以后由于局部血液循环障碍和酶系统受损,使各种氧化不全的代谢产物,如乳酸、脂肪酸、酮体等酸性产物堆积,炎症区氢离子浓度升高,出现局部酸中毒。

2. 局部组织的渗透压升高 炎症局部组织分解代谢增强及坏死组织崩解,导致蛋白质等大分子物质分解为许多小分子物质,加之局部氢离子浓度升高使盐类解离增强,炎症区内离子浓度增加,胶体渗透压和晶体渗透压均升高。局部渗透压升高促使炎性渗出的发生。

重点提示

变质主要是致炎因子直接损伤所致,也可以是炎症病灶内血液循环障碍和炎症介质作用的结果。因此,炎症变质的轻重一方面与致炎因子的性质和强度有关,另一方面也取决于机体的反应状态。

二、渗　出

炎症局部组织血管内的液体成分和细胞成分通过血管壁进入组织间隙、体腔、黏膜表面和体表的过程称为渗出。渗出是炎症的重要标志,是消除病原因子和有害物质的重要环节。渗出的液体和细胞成分统称为渗出物。渗出过程包括血流动力学改变、血管通透性升高、液体渗出和细胞渗出。

(一) 血流动力学改变

炎症过程中组织受损后很快发生血流动力学改变,表现为血管口径和血流状态变化。一般按以下顺序发生。

1. 细小动脉短暂收缩　持续几秒钟时间,主要是神经反射引起。

2. 血管扩张和血流加速　短暂细动脉收缩后,细动脉和毛细血管扩张,局部血流加快,血流量增多,形成动脉性充血,即炎性充血。此时炎症区域组织代谢增强,温度升高,呈鲜红色。血管扩张与轴突反射和炎症介质的作用有关。

3. 血流速度减慢　毛细血管扩张之后,在炎症介质和局部酸中毒的作用下,血管壁通透性升高,使血液中富含蛋白质的液体渗出,导致血液浓缩和黏稠度增加,血流变慢,形成静脉性充血(淤血)。最后在扩张的小血管内挤满红细胞,称为血流停滞。血流停滞有利于白细胞黏附于血管内皮细胞并渗出到血管外(图 6-1)。

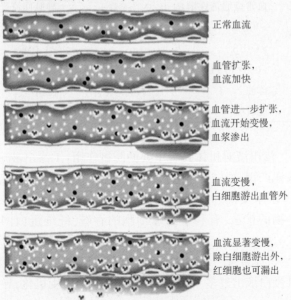

正常血流

血管扩张,
血流加快

血管进一步扩张,
血流开始变慢,
血浆渗出

血流变慢,
白细胞游出血管外

血流显著变慢,
除白细胞游出外,
红细胞也可漏出

图 6-1　炎症时血流动力学改变模式

(二)血管壁通透性增高

血管壁通透性的维持主要依赖于血管内皮细胞的完整性。炎症过程中致炎因子、炎症介质等作用于内皮细胞使血管壁通透性增高。主要机制有:①内皮细胞收缩,使内皮细胞间隙扩大;②内皮细胞穿胞通道数量增加和囊泡口径增大,穿胞作用增强;③直接损伤内皮细胞,使之坏死脱落。

(三)液体渗出

在炎症过程中有富含蛋白质的液体渗出,渗出的液体称为渗出液。

1. 液体渗出的机制

(1)微循环血管壁通透性增高:是导致炎性渗出的最重要原因。

(2)血管内流体静压升高:炎症区内血流动力学变化引起血流缓慢和局部淤血,使血管内流体静压升高,血管内液体和小分子物质易于渗出。

(3)组织渗透压升高:变质引起炎区组织渗透压升高,促进渗出的发生。

2. 渗出液的特点　渗出液中主要为水、盐类和蛋白质。渗出液中蛋白质的含量和主要类型与血管壁通透性增加程度有关。血管壁损伤轻微时,主要为小分子的白蛋白渗出,血管壁损伤较重时,大分子的球蛋白、纤维蛋白原也可以渗出。液体渗入到组织间隙引起炎性水肿。渗出液聚积于体腔引起炎性积液。临床上所见的炎症性疾病引起的渗出液与心力衰竭、低蛋白血症或其他原因引起的漏出液是不同的。

3. 渗出液与漏出液的鉴别(表6-1)

表6-1　渗出液与漏出液的区别

	渗出液	漏出液
原因	炎症	非炎症
发生机制	血管壁通透性增高	静脉回流受阻
蛋白质含量	>30g/L	<30g/L
比重	>1.018	<1.018
有核细胞数	>$0.5×10^9$/L	<$0.5×10^9$/L
外观	浑浊	澄清
凝固性	能自凝	不能自凝

4. 渗出液的作用　渗出液对机体具有重要的防御作用:①渗出液可稀释局部毒素和致炎因子,带走炎症灶内代谢产物,减轻毒素对组织的损害。②渗出液中丰富的抗体、补体、溶菌素等成分,有利于杀灭病原体及中和毒素。③渗出液中的纤维蛋白原转变成纤维蛋白,交织成网,可阻止病原微生物的扩散,有利于吞噬细胞的吞噬,纤维蛋白网还是炎症后期修复的支架。

若渗出液过多会给机体带来一些危害。如压迫周围组织或阻塞器官,加重血液循环障碍或影响器官功能;纤维蛋白渗出过多不能完全溶解吸收,会发生机化,导致组织器官粘连。

重点提示

渗出是炎症的重要标志,渗出液对机体具有重要的防御作用。根据渗出液和漏出液的不同特点,临床上可通过穿刺抽取积液,进行实验室检查,辅助疾病的诊断和治疗。

(四)细胞渗出

炎症反应最重要的特征是白细胞渗出。白细胞通过血管壁游出到血管外的过程称为白细胞渗出,渗出的白细胞称为炎性细胞。炎性细胞在炎症病灶内聚集的现象称为炎性细胞浸润。炎性细胞可以吞噬和降解细菌、抗原抗体复合物及坏死组织碎片,在局部发挥防御作用。

1. 白细胞渗出过程　白细胞渗出是一种主动而又复杂的过程,包括白细胞边集、附壁、黏附、游出等连续阶段,并在趋化因子的作用下到达炎症病灶,发挥吞噬作用(图 6-2)。

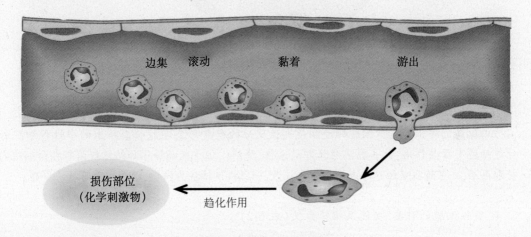

图 6-2　白细胞渗出过程模式

(1)白细胞边集和附壁:当血流速度减慢或血流停滞时,白细胞由轴流进入边流,靠近血管壁的现象,称为白细胞边集。边集的白细胞沿着内皮细胞滚动,随后附着于管壁上,称为白细胞附壁。

(2)白细胞黏附:在黏附分子的介导作用下,附壁的白细胞与血管内皮细胞牢固黏着。

(3)白细胞游出:黏附的白细胞胞质突起形成伪足,插入内皮细胞间隙,然后整个白细胞以阿米巴样运动的方式穿过内皮细胞连接,游出到血管外。

2. 趋化作用　白细胞游出血管后,沿着组织间隙以阿米巴样运动向炎症区域移动。这种定向移动是受某些化学物质的影响或吸引,称为趋化作用。能影响白细胞做定向移动的物质称为趋化因子。趋化因子具有特异性,不同的趋化因子吸引不同的白细胞,不同的白细胞对趋化因子的反应也不同。

3. 白细胞的吞噬作用　吞噬作用是指炎症灶内的白细胞吞入、杀伤、消化降解病原体、组织碎片的过程。人体的吞噬细胞主要有两种:中性粒细胞和巨噬细胞。吞噬细胞首先借助其表面的 Fc 受体和 C_{3b} 受体,识别被抗体或补体包裹的病原体,经抗体或补体与相应受体结合,病原体就被黏附在吞噬细胞表面,此时吞噬细胞膜内褶或外翻形成伪足将其包绕,进而吞入细胞质形成吞噬体。吞噬体与胞质内溶酶体融合形成吞噬溶酶体,病原体等在吞噬溶酶体内被杀伤和降解(图6-3)。

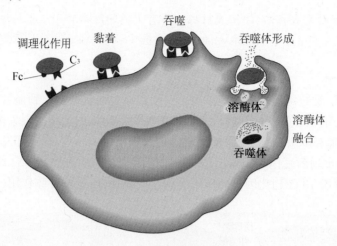

图6-3 白细胞吞噬过程模式

（重点提示）

　　白细胞的渗出和炎性细胞的浸润是炎症反应的重要形态学特征。渗出的中性粒细胞和巨噬细胞有吞噬作用,大多数病原体即被杀伤、降解。但少数病原体如结核杆菌能在白细胞内长期存活,并可随吞噬细胞游走而在体内扩散,一旦机体抵抗力降低,这些细菌可再次繁殖。

　　4. 炎性细胞的种类、功能及临床意义(表6-2)。

表6-2　常见炎性细胞的种类、功能及临床意义

种类	来源	功能	临床意义
中性粒细胞	血液	运动活跃,吞噬能力较强,能吞噬细菌、组织碎片、抗原抗体复合物;崩解后释放蛋白溶解酶	多见于急性炎症、炎症早期及化脓性炎症
单核细胞及巨噬细胞	血液及组织	运动及吞噬能力很强,能吞噬较大的病原体、异物、坏死组织碎片等;释放内源性致热原;可演变为类上皮细胞、多核巨细胞等	常见于急性炎症后期、慢性炎症、非化脓性炎症以及病毒、寄生虫感染等
嗜酸粒细胞	血液	运动能力弱,具有一定的吞噬能力,能吞噬抗原抗体复合物	常见于寄生虫感染、变态反应性炎症
淋巴细胞	血液及淋巴组织	T细胞参与细胞免疫、释放多种淋巴因子 B细胞参与体液免疫	多见于慢性炎症或病毒感染
浆细胞	B淋巴细胞转变而来	产生抗体,参与体液免疫	见于慢性炎症
嗜碱粒细胞	血液	释放肝素、组胺、5-羟色胺	见于变态反应性炎症

重点提示

不同种类的炎性细胞其特性和功能各不相同。不同原因引起的炎症或炎症的不同阶段渗出的炎性细胞不同。掌握各种炎性细胞主要在何种情况下渗出,有助于理解常见器官炎症性疾病的病理变化。

三、增 生

在致炎因子、组织崩解产物或某些理化因子的作用下,炎症局部细胞增殖,细胞数目增多,称为增生。增生的细胞主要有巨噬细胞、血管内皮细胞和成纤维细胞。在某些情况下,炎症病灶周围的上皮细胞或实质细胞等也可增生。炎症早期增生一般轻微,主要见于炎症后期和慢性炎症。增生也是机体在炎症过程中的重要防御反应,增生的巨噬细胞具有吞噬病原体、清除异物的作用;增生的成纤维细胞和血管内皮细胞形成肉芽组织有利于炎症局灶化和组织修复。但过度增生也会影响组织器官的结构和功能。

重点提示

增生的细胞主要有巨噬细胞、血管内皮细胞和成纤维细胞。主要见于炎症后期或慢性炎症。在炎症反应中也发挥重要的防御作用。

第四节 炎症的临床表现

一、局 部 表 现

炎症的局部表现为红、肿、热、痛和功能障碍,以体表的急性炎症最为明显。

1. 红 炎症初期由于动脉性充血,局部血液中氧合血红蛋白增多,故呈鲜红色。随着炎症的发展,血流变慢、淤血和停滞,局部血液中还原血红蛋白增多,故呈暗红色。

2. 肿 急性炎症时,局部肿胀主要是由于炎性充血和炎性水肿所致。慢性炎症时,局部肿胀主要与局部组织细胞增生有关。

3. 热 炎症局部组织的温度较高,是由于局部动脉性充血,血流速度较快,血流量较大,局部组织分解代谢增强,产热增多所致。

4. 痛 炎症局部疼痛与多种因素有关:①炎症组织内前列腺素、缓激肽等炎症介质引起疼痛;②炎性渗出使炎症区内张力升高,压迫或牵拉神经末梢引起疼痛;③炎症局部组织分解代谢增强,使钾离子、氢离子浓度升高,刺激神经末梢而引起疼痛。

5. 功能障碍 炎症时组织细胞变性坏死、局部代谢异常、炎性渗出引起的压迫或阻塞以及疼痛引起的保护性反应都可导致炎症器官功能障碍。

二、全 身 反 应

致炎因子主要作用于局部组织,引起局部炎症。但局部和全身是一个统一整体,局部的病变可影响到全身,特别是病原微生物引起的较严重的炎症,全身反应更明显。

1. 发热 多见于病原微生物感染引起的炎症。一定程度的发热能使机体代谢增强,促进抗体形成,增强单核-巨噬细胞系统的吞噬功能,增强肝解毒功能,加速代谢产物的排泄等,具有一定的防御意义。但高热或长期发热,可引起多系统特别是中枢神经系统功能紊乱。少数患者在炎症病变严重时,体温反而不升高,这说明机体反应性差,抵抗力低下,是预后不良的征兆。

2. 白细胞计数的变化 白细胞计数增加是炎症反应的常见表现,具有重要的防御意义,特别是细菌感染引起的急性炎症更加明显。白细胞计数可达$(15~20)×10^9$/L。严重感染时末梢血中相对不成熟的杆状核中性粒细胞比例增加,称为"核左移"现象。

病原体种类和感染程度不同,增多的白细胞种类也不同。急性化脓性炎症以中性粒细胞增多为主;寄生虫感染和变态反应性炎症以嗜酸粒细胞增多为主;慢性炎症或病毒感染以淋巴细胞增多为主。但某些炎症中,如伤寒、流行性感冒等,血中白细胞计数可无明显增加,甚至减少。因此,临床上通过检查白细胞计数和分类,有助于对疾病的诊断和预后的判断。

3. 单核-巨噬细胞系统增生 常表现为肝、脾、局部淋巴结肿大,单核-巨噬细胞增生是机体防御反应的表现。

4. 实质器官的病变 炎症严重时,由于病原微生物及其毒素的作用、局部血液循环障碍、发热等因素的影响,心、肝、肾等器官的实质细胞可发生代谢障碍和不同程度的变性甚至坏死,造成这些器官功能障碍。

第五节 炎症的类型

临床上常根据病程长短和发病缓急将炎症分为急性炎症、亚急性炎症和慢性炎症 3 种类型,其中以急性炎症和慢性炎症最常见。根据炎症局部基本病理变化可将炎症分为变质性炎、渗出性炎和增生性炎三大类型。

一、急 性 炎 症

急性炎症起病急、进展快、病程短,一般数天至 1 个月,症状明显。局部病变以变质、渗出为主,而增生较轻微。炎症病灶内以中性粒细胞浸润为主。

(一)变质性炎

变质性炎是指局部病变以组织细胞变性、坏死为主的炎症,渗出和增生性变化较轻微。主要发生在心、肝、脑等实质性器官。如急性重型肝炎主要病变为肝细胞广泛坏死;流行性乙型脑炎主要病变为神经细胞的变性、坏死;白喉中毒性心肌炎可表现为心肌细胞变性、坏死等。

(二)渗出性炎

渗出性炎是指以渗出为主的炎症,同时伴有不同程度的变质和增生。根据渗出物的主要成分和病变特点不同,一般将渗出性炎分为浆液性炎、纤维素性炎、化脓性炎、出血性炎和卡他性炎 5 种。

1. 浆液性炎 以浆液渗出为主的炎症。渗出物以血浆成分为主,含有 3% ~ 5% 的蛋白质,主要为白蛋白,混有少量的纤维蛋白、中性粒细胞和脱落的上皮细胞。常发生于黏膜、浆膜、皮肤和疏松结缔组织。如皮肤二度烧伤形成的水疱、关节炎时关节腔积液、胸膜炎引起的胸腔积液等。

浆液性炎的病变程度一般较轻,渗出物可由血管和淋巴管吸收。渗出物过多可产生不利影响,如胸腔和心包腔大量积液,可影响肺及心脏功能。

2. 纤维素性炎　以大量纤维蛋白原渗出为主的炎症。纤维蛋白原渗出后转化为纤维蛋白,即纤维素。纤维蛋白原的大量渗出是血管壁损伤严重、通透性明显增加的结果,多由某些细菌毒素(如肺炎球菌、痢疾杆菌及白喉杆菌等产生的毒素)、化学毒物(如汞中毒)、体内毒性代谢产物(如尿毒症时的尿素)等引起。纤维素性炎常发生于黏膜、浆膜和肺。

(1)黏膜的纤维素性炎:常见于肠、咽、喉、气管等处黏膜。发生于黏膜的纤维素性炎,渗出的纤维蛋白、白细胞和坏死的黏膜上皮共同形成膜状物覆盖于黏膜表面,故又称假膜性炎,如细菌性痢疾、白喉等。白喉引起的假膜性炎若发生于咽部,假膜不易脱落,而发生于气管的则较易脱落,脱落的假膜可阻塞支气管引起窒息。细菌性痢疾时,肠黏膜表面形成的假膜脱落随粪便排出,可导致黏液便和黏液脓血便。

(2)浆膜的纤维素性炎:常见于胸膜、腹膜和心包膜,如风湿性心包膜炎时,大量渗出的纤维蛋白在心脏搏动的影响下形成无数绒毛状物,覆盖于心表面,称为"绒毛心"(图6-4)。

(3)发生于肺的纤维素性炎:常见于大叶性肺炎。

纤维素性炎一般呈急性经过,少量渗出的纤维蛋白可被中性粒细胞释放的蛋白溶解酶溶解吸收。若纤维蛋白渗出过多,不能完全溶解而发生机化,可引起浆膜粘连,影响器官的功能。

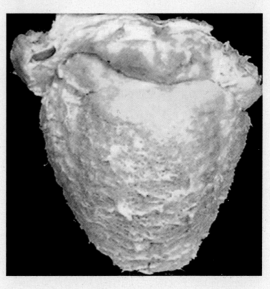

图 6-4　绒毛心

3. 化脓性炎　以大量中性粒细胞渗出为主,并伴有不同程度的组织坏死和脓液形成特征的炎症。脓液中有大量变性坏死的中性粒细胞(脓细胞)、液化的坏死组织、细菌和少量的浆液。化脓性炎多由葡萄球菌、链球菌、脑膜炎双球菌、大肠埃希菌等致病菌引起。根据病因和发生部位不同,可分为脓肿、蜂窝织炎、表面化脓和积脓。

(1)脓肿:是指器官或组织内的局限性化脓性炎,主要特征是局部组织坏死,形成含有脓液的腔。主要由金黄色葡萄球菌引起,该菌产生的血浆凝固酶使渗出的纤维蛋白原转变为纤维蛋白,可阻止病原菌的扩散,因而病变较局限。

小脓肿可通过吸收自行消退;较大的脓肿由于脓液过多,吸收困难,常需切开排脓或穿刺抽脓。脓液排出后,残存的脓腔由肉芽组织长入修复。有时脓液过多,脓腔内压力增大,脓肿可向周围破溃。皮肤、黏膜的脓肿向表面破溃形成溃疡。

深部脓肿如向体表或自然管道溃破形成只有一个开口的病理性盲管,称为窦道。如一端向体表穿破,另一端向自然管道穿破,或使两个有腔器官之间沟通,形成有两个以上开口的病理性管道,称为瘘管(图6-5)。

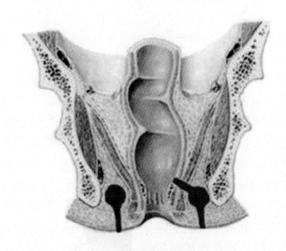

图 6-5　窦道与瘘管

重点提示

　　疖是单个毛囊、皮脂腺及周围组织形成的脓肿;痈是多个疖互相融合,在皮下脂肪和筋膜组织中形成多个互相沟通的脓肿;窦道是只有一个开口的病理性盲管;瘘管是有两个以上开口的病理性管道。

　　(2)蜂窝织炎:是发生于疏松结缔组织的弥漫性化脓性炎,常见于皮下组织、肌肉和阑尾等处。主要由溶血性链球菌引起,该菌能分泌透明质酸酶和链激酶,降解结缔组织中的透明质酸,溶解纤维蛋白,因此细菌易通过组织间隙或淋巴管扩散,表现为疏松结缔组织内大量中性粒细胞弥漫性浸润,与周围组织无明显界限。

　　(3)表面化脓和积脓:是指发生于黏膜、浆膜和脑膜的化脓性炎。表面化脓时黏膜、浆膜和脑膜等表面有脓液覆盖,深部组织没有明显的炎性细胞浸润。脓性渗出物覆盖于器官表面称为表面化脓,渗出的脓液可通过自然管道排出体外,如化脓性尿道炎、化脓性支气管炎。发生在浆膜、输卵管、胆囊等处的化脓性炎,脓液在输卵管腔、胆囊内积存,称为积脓。

　　4.出血性炎　当炎症病灶内血管壁损伤较重时,渗出物中含有大量的红细胞,形成出血性炎。常见于流行性出血热、钩端螺旋体病和鼠疫等。

　　5.卡他性炎　发生在黏膜的渗出性炎症称为卡他性炎。卡他是希腊语,有"向下流"的意思。根据渗出物的成分不同卡他性炎又分为浆液性卡他性炎、黏液性卡他性炎、脓性卡他性炎等。

　　(三)增生性炎

　　增生性炎多属慢性炎症,但也有少数急性炎症是以细胞增生性改变为主,如急性肾小球肾炎、伤寒等。

二、慢 性 炎 症

　　慢性炎症起病缓慢,病程长,可达数月至数年。局部病变以增生为主,而变质、渗出轻微。

炎症灶内常有大量淋巴细胞、巨噬细胞和浆细胞浸润。根据病因和病变特点不同,可分为一般慢性炎症、炎性息肉、炎性肉芽肿和炎性假瘤。

1. 一般慢性炎症 主要表现为成纤维细胞、血管内皮细胞增生,同时炎症局部实质细胞、被覆上皮细胞和腺上皮细胞也可以增生。炎症灶内浸润的炎性细胞主要为淋巴细胞、浆细胞和巨噬细胞。

2. 炎性息肉 是指发生在黏膜的慢性炎症,局部黏膜上皮、腺上皮和肉芽组织明显增生,形成向黏膜表面突出、根部有蒂的肿物,称为炎性息肉。息肉大小不等,可单个或多个。常见的有子宫颈息肉、鼻息肉、肠息肉等。

3. 炎性肉芽肿 是以肉芽肿形成形态特点的特异性炎症。肉芽肿是炎症局部主要由巨噬细胞或其沿化细胞增生形成的境界清楚的结节状病灶,又称肉芽肿性炎。根据致炎因子不同,炎性肉芽肿又分为:①感染性肉芽肿,由生物病原体如结核杆菌、伤寒杆菌、梅毒螺旋体、真菌和寄生虫等引起,能形成具有特殊结构的细胞结节,对疾病的确诊具有重要意义,如结核性肉芽肿、伤寒肉芽肿等。②异物性肉芽肿,由各种异物如外科缝线、粉尘、滑石粉、木刺等引起。

4. 炎性假瘤 炎症局部组织增生形成一个境界清楚的肿瘤样肿块,常见于眼眶和肺等部位。

> **重点提示**
>
> 炎症增生可形成炎性息肉、炎性假瘤等肿物,应注意与肿瘤的鉴别。不同原因引起的肉芽肿在形态上有不同的特征,据此可对病因做出准确的诊断。

第六节 炎症的结局

受致炎因子引起损伤和机体抗损伤反应不同,以及防治措施是否及时有效等多方面影响,炎症可有以下 3 种结局。

一、痊 愈

机体通过自身的防御反应或经过适当的治疗,炎症病因被消除,炎性渗出物及坏死组织被溶解吸收或排出体外,通过周围细胞的再生,可以完全恢复原来组织的结构和功能,称为痊愈。若损伤范围较大或组织再生能力有限,则由肉芽组织增生修复,损伤组织的形态结构和功能不能完全恢复正常,称为不完全痊愈。

二、迁 延 不 愈

机体抵抗力低下或治疗不彻底,致炎性因子不能在短期内清除而持续损伤组织,造成炎症迁延不愈,使急性炎症转为慢性炎症,长期存在,时轻时重。如急性肝炎转为慢性肝炎,部分慢性肝炎可迁延数年。

三、蔓 延 扩 散

由于机体抵抗力差,感染的病原微生物数量多、毒力强,又未得到及时正确的治疗,病原微生物不断繁殖并通过组织间隙、血管、淋巴管向周围或全身扩散,引起严重后果。

(一)局部蔓延

炎症局部的病原微生物可沿组织间隙或自然管道向周围组织或器官扩散。如上呼吸道感染可引起支气管肺炎。

(二)淋巴道扩散

炎症灶内的病原微生物经组织间隙侵入淋巴管,随淋巴液扩散,引起淋巴管炎和局部淋巴结炎。如口腔内炎症可引起颌下淋巴结炎,足癣或足外伤感染可引起下肢淋巴管炎及腹股沟淋巴结炎。急性淋巴结炎,淋巴结肿大可有不同程度的疼痛。

(三)血行扩散

炎症灶内的病原微生物侵入血液循环或其毒素被吸收入血,可引起菌血症、毒血症、败血症、脓毒败血症。

重点提示

多数炎症可以痊愈,只有少数迁延为慢性炎症或局部蔓延,淋巴道或血道播散,引起菌血症、毒血症、败血症和脓毒败血症。

讨论与思考

1. 生活中人们常说的"发炎"是什么意思,在此基础上讨论如何理解炎症的概念、实质及其对机体的作用。

2. 在不同原因引起的炎症及炎症的不同阶段,渗出的炎性细胞各有哪些?

3. 用病理知识解释炎症的局部表现。

4. 列举你所知道的属于炎症范畴的疾病,并根据病程长短和病变特点进行分类。

5. 比较脓肿和蜂窝织炎的异同点。

6. 如何区别炎性息肉与炎性肉芽肿?

(周士珍)

第 7 章

肿　瘤

学习要点

1. 肿瘤、肿瘤的异型性、癌、肉瘤、不典型增生、癌前病变、原位癌的概念
2. 肿瘤的一般形态与组织结构
3. 肿瘤的生长方式及扩散方式
4. 良性肿瘤与恶性肿瘤的区别
5. 癌与肉瘤的区别

肿瘤是当前严重危害人类健康的常见病、多发病,全身各种组织几乎均可发生肿瘤。按其生物学特性和对机体危害性大小,可分为良性肿瘤和恶性肿瘤。恶性肿瘤一般称为癌症(cancer),是目前严重危害人类健康与生命的一大类疾病。近几年统计资料显示,我国城市恶性肿瘤病死率已经超过心脑血管疾病,成为第一位死亡原因。目前,按恶性肿瘤病死率排序依次为:肺癌、肝癌、胃癌、食管癌、大肠癌、白血病和淋巴瘤、子宫颈癌、鼻咽癌、乳腺癌。

第一节　肿瘤的概念

肿瘤是机体在致瘤因素的作用下,局部组织细胞异常增生而形成的新生物,常表现为局部肿块。

肿瘤性增生与非肿瘤性增生有着本质的区别。肿瘤细胞由正常细胞转变而来,其基因发生了改变,从而使细胞表现出异常的形态、代谢和功能,并在不同程度上失去了分化成熟的能力,肿瘤细胞生长旺盛,相对无限制,自主生长,与整个机体不协调,去除致瘤因素后,仍可继续生长;非肿瘤性增生,组织和细胞分化成熟,具有原组织的结构与功能,符合机体的需要,受机体生长调控基因所控制,原因消除后,一般不再继续增生。

> **重点提示**
>
> 理解肿瘤概念,注意肿瘤性增生和非肿瘤性增生的区别。肿瘤性增生是细胞在基因水平上失去了对其生长的正常调控,所以相对无限制生长。

第二节 肿瘤的生物学特性

一、肿瘤的一般形态与组织结构

(一) 一般形态

1. 形状 肿瘤的形状多种多样,与生长部位、生长方式及良、恶性有一定关系。通常形象描述为息肉状、乳头状、结节状、分叶状、囊状、蕈伞状、溃疡状和蟹足状(树根状)等(图7-1)。

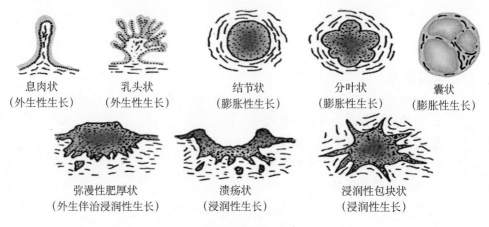

息肉状　　　　　乳头状　　　　　　结节状　　　　　分叶状　　　　　　囊状
(外生性生长)　　(外生性生长)　　(膨胀性生长)　　(膨胀性生长)　　(膨胀性生长)

弥漫性肥厚状　　　　　溃疡状　　　　　　浸润性包块状
(外生伴治浸润性生长)　(浸润性生长)　　(浸润性生长)

图7-1 肿瘤的常见形状和生长方式

2. 数目 多数肿瘤为单个(单克隆),如胃癌;少数肿瘤可以同时或先后发生多个原发瘤(多克隆),如多发性子宫平滑肌瘤、神经纤维瘤病。

3. 大小 肿瘤的体积差别很大。大小与生长部位、生长时间及良、恶性有关。大者可达数十千克以上,如背部脂肪瘤、卵巢囊腺瘤;小的只有镜下才能看到,如原位癌。恶性肿瘤因生长迅速,较早转移或危及患者生命,一般不会长的太大。

4. 颜色 肿瘤的颜色与起源组织有关,多数肿瘤切面呈灰白色或灰红色。如脂肪瘤呈黄色、血管瘤常呈暗红色、黑色素瘤呈黑色、纤维组织的肿瘤多呈灰白色。肿瘤组织继发出血或坏死可呈暗红色或黑色。

5. 硬度 肿瘤的硬度与肿瘤的起源组织、实质与间质的比例有关。如骨肿瘤质硬、纤维瘤质韧、脂肪瘤质软。肿瘤实质成分多或有出血、坏死囊性变时较软;间质成分多或出现钙化则较硬。

重点提示

注意区别肿瘤的生长速度、肿瘤的多发和肿瘤的转移。肿瘤的转移见于恶性肿瘤,转移灶细胞来源于原发灶。

(二) 组织结构

一般肿瘤组织可分为实质和间质两部分。

1. **肿瘤的实质**　肿瘤的实质即肿瘤细胞,是肿瘤的主要成分,决定了肿瘤的组织起源和肿瘤的良、恶性。多数肿瘤通常只有一种实质,而少数肿瘤含有两种或两种以上的实质细胞,如乳腺纤维腺瘤、畸胎瘤等。

2. **肿瘤的间质**　主要由血管和结缔组织组成,起着支持和营养肿瘤细胞的作用。间质内还常见淋巴细胞等浸润,可能与机体对肿瘤的免疫反应有关。肿瘤细胞能刺激血管生成,以提供营养,促进肿瘤持续性生长。少数肿瘤可无间质,如原位癌、白血病。

> **重点提示**
>
> 实质决定肿瘤的特性与分化,间质支持和营养肿瘤组织。

二、肿瘤的异型性

(一)肿瘤的分化

肿瘤组织在形态和功能上可表现出与某种组织的相似之处,这种相似性称为肿瘤的分化,相似程度称为肿瘤的分化程度。如果肿瘤细胞的形态和功能比较接近某种正常组织,称为分化程度高或分化好;如果相似性较小,称为分化程度低或分化差;如果缺乏与正常组织相似之处,称为未分化。

(二)肿瘤的异型性

由于分化程度不同,肿瘤的细胞形态和组织结构与相应的正常组织相比,存在着不同程度的差异,这种差异称为肿瘤的异型性。肿瘤的异型性表现为瘤细胞异型性和组织结构异型性。良、恶性肿瘤均有一定的异型性,良性肿瘤异型较小,恶性肿瘤异型性大。

1. **肿瘤组织结构的异型性**　肿瘤细胞形成的组织结构在空间排列方式上与相应正常组织的差异,称为肿瘤组织结构的异型性。如食管鳞状上皮细胞癌,鳞状上皮排列紊乱,失去正常的组织结构,极向消失(图7-2)。

2. **肿瘤细胞的异型性**　良性肿瘤细胞的异型性小,常与起源的组织细胞相似;恶性肿瘤细胞异型性大,与其起源的组织细胞形态差距远,可有多种表现,包括以下几个方面(图7-3)。

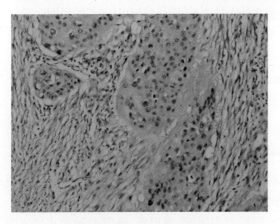

图7-2　食管鳞状上皮细胞癌

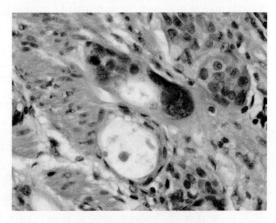

图7-3　恶性肿瘤细胞的异型性

（1）细胞体积异常：肿瘤细胞常较正常细胞大。

（2）瘤细胞的多形性：肿瘤细胞形态不规则、大小不一致，有时可出现瘤巨细胞。

（3）肿瘤细胞核大：细胞核增大，细胞核与细胞质比例（核质比）增大。如正常上皮细胞核质比为 1:4~1:6，恶性肿瘤细胞接近 1:1。

（4）细胞核的多形性：核大小、形态不一，可出现巨核、双核、多核或奇异核等。核染色深，染色质呈粗颗粒状，分布不均匀，常堆集在核膜下。核仁清楚，数目增多。

（5）核分裂象增多，出现不对称性、多极性等病理性核分裂象。

重点提示

肿瘤的异型性是肿瘤组织分化程度在形态结构上的表现，瘤细胞分化程度愈低，肿瘤的异型性愈大，恶性程度越高。因此，肿瘤的异型性是诊断肿瘤，区别其良、恶性肿瘤的主要组织学依据。

三、肿瘤的生长

1. 生长速度　肿瘤细胞的特征之一是相对无限制生长，其生长速度主要取决于肿瘤细胞分化成熟的程度。一般良性肿瘤生长缓慢，恶性肿瘤生长速度较快。生长缓慢的良性肿瘤其生长速度突然加快，应考虑恶性变的可能。

2. 生长方式

（1）膨胀性生长：膨胀性生长是大多数良性肿瘤的生长方式。随着肿瘤体积增大，其推挤但不侵犯周围组织，周围常有完整的纤维性包膜，肿瘤边界清楚、活动度好、易于手术切除，术后很少复发。

（2）浸润性生长：浸润性生长是大多数恶性肿瘤的生长方式。肿瘤组织侵入并破坏周围组织，形成树根状或蟹足状，无完整包膜，肿瘤边界不清，触诊时肿瘤固定，不活动，手术不易切除干净，术后易复发。

（3）外生性生长：发生在体表、体腔内面或空腔脏器腔面的良、恶性肿瘤均呈外生性生长。良性肿瘤呈单纯外生性生长，基底部无浸润；而恶性肿瘤在外生性生长的同时伴有基底部的浸润。

重点提示

膨胀性生长是大多数良性肿瘤的生长方式；浸润性生长是大多数恶性肿瘤的生长方式；外生性生长既可是良性肿瘤的生长方式，也可以是恶性肿瘤的生长方式。

四、肿瘤的扩散

肿瘤的扩散是恶性肿瘤的特点，恶性肿瘤不仅可以在原发部位呈浸润性生长而直接蔓延周围组织器官，而且还可以通过多种途径扩散到其他部位。

1. 直接蔓延　恶性肿瘤在生长的过程中，可以沿组织间隙、淋巴管、血管和神经束侵入并破坏邻近的组织器官，并继续生长，称为直接蔓延。如子宫颈癌可蔓延到膀胱、直肠和盆腔等。

2. 转移　是指肿瘤细胞从原发部位侵入淋巴管、血管或体腔，迁徙到其他部位继续生长，形成与原发肿瘤相同类型肿瘤的过程。原发部位的肿瘤为原发瘤,其他部位的新肿瘤为转移瘤,又称继发瘤。转移是恶性肿瘤的特征,但并非所有恶性肿瘤都发生转移。肿瘤的主要转移途径有以下几种。

(1)淋巴转移:肿瘤细胞侵入淋巴管,常随淋巴液首先到达局部淋巴结,在淋巴结内生长,使淋巴结增大、变硬、粘连。随后,可沿淋巴引流方向继续转移到远处淋巴结,最后经胸导管进入血流而引起血行转移,这是癌的主要转移途径(图7-4)。

(2)血行转移:肿瘤细胞侵入血管后,可随血流到达远处器官并继续生长,形成转移瘤。这是肉瘤的主要转移途径。由于静脉壁薄且管内压力低,故瘤细胞多经静脉转移,转移方向与栓子运行方向一致。胃肠道肿瘤侵入门静脉系统常转移至肝(图7-5);侵入体循环静脉的肿瘤,经右心常转移至肺;肺源性肿瘤或肺内转移瘤侵入肺静脉,经左心随主动脉血流可到达全身各器官,常转移到脑、骨、肾和肾上腺等处(图7-6)。形态学上,转移瘤的特点是多发、弥漫分布、多接近于器官表面、结节大小较一致、边界较清楚(图7-7)。肉瘤和少数癌(如肺癌、肝癌、肾癌等)常发生血行转移,其转移的规律与栓子运行规律相同。肝和肺等器官既是原发瘤的好发部位,又常是转移瘤的受累器官,因此区分原发瘤和转移瘤很重要。

(3)种植转移:发生于胸、腹腔等体腔内器官的肿瘤累及浆膜面时,肿瘤细胞脱落,可种植在其他器官表面,继续生长形成转移瘤。例如,胃癌侵及浆膜后,癌细胞脱落可种植于大网膜、腹膜和卵巢等处。浆膜腔的种植性转移常伴有体腔血性积液,液体内可以查到肿瘤细胞。

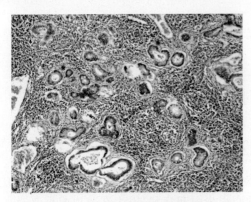

图7-4　贲门腺癌淋巴结转移

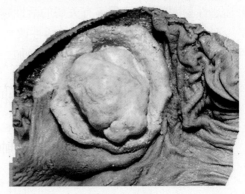

图7-5　胃癌

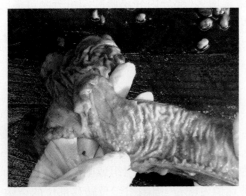

图7-6　结肠癌

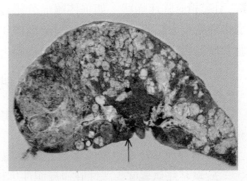

图7-7　弥漫型肝癌

重点提示

淋巴转移是癌的主要转移途径;血行转移是肉瘤的主要转移途径;种植转移常见于胸腹腔脏器的肿瘤。

五、肿瘤的复发

肿瘤经过治疗后,残余瘤细胞又生长繁殖,在原发部位重新生长成与原发瘤性质相同的肿瘤,称为肿瘤的复发。呈浸润性生长的肿瘤容易复发,绝大多数为恶性肿瘤,但少数良性肿瘤亦可复发,如血管瘤、神经纤维瘤。

六、肿瘤的代谢特点

1. **核酸代谢** 肿瘤细胞,特别是恶性肿瘤细胞合成 DNA 和 RNA 的能力较正常细胞强,导致肿瘤细胞迅速增生。

2. **蛋白质代谢** 肿瘤组织的蛋白合成代谢与分解代谢均增强,但合成代谢超过分解代谢,因此能夺取正常组织的营养合成肿瘤蛋白,这是造成机体恶病质的主要原因。

3. **糖代谢** 肿瘤组织即使在氧供应充分的条件下也主要通过糖酵解途径获取能量,并且肿瘤恶性程度越高,糖酵解有关酶的活性越高。

4. **酶的变化** 肿瘤组织酶的活性改变是复杂的,不同肿瘤酶的变化亦不同,如骨肉瘤碱性磷酸酶增加,前列腺癌酸性磷酸酶增加。

第三节 肿瘤对机体的影响

一、良性肿瘤对机体的影响

大多数良性肿瘤生长缓慢、不浸润、不转移,对机体影响较小。主要表现为:①局部压迫和阻塞,其影响与发生部位有密切关系,体表良性肿瘤很少引起症状,发生在腔道或重要器官的良性肿瘤也可引起严重后果,如突入肠腔的平滑肌瘤可引起肠梗阻;颅内良性肿瘤可压迫脑组织,引起相应的神经系统症状和颅内压升高。②激素增多,部分内分泌腺肿瘤可分泌过多的激素,引起相应临床症状。如垂体腺瘤分泌过多的生长激素可引起巨人症或肢端肥大症;肾上腺嗜铬细胞瘤分泌儿茶酚胺增多,引起高血压等。③继发病变,如卵巢囊腺瘤蒂扭转、肝海绵状血管瘤破裂、子宫平滑肌瘤引起子宫内膜出血或宫腔感染等。

二、恶性肿瘤对机体的影响

恶性肿瘤分化差、生长速度快,呈浸润性生长,并可发生转移,对机体危害严重,主要表现有以下几方面。

1. **局部的压迫和阻塞** 多数恶性肿瘤表现为肿块,可压迫周围组织或阻塞腔道。

2. **破坏组织器官** 恶性肿瘤浸润性生长,常破坏原发部位、周围组织及转移部位的结构,影响其功能。如肝癌破坏正常肝组织引起的肝功能障碍;骨肉瘤破坏骨组织引起病理性骨折等。

3. 出血和感染　恶性肿瘤部分坏死破溃或侵蚀周围血管,可引起出血。如肺癌出现咯血,直肠癌出现便血等。坏死的肿瘤组织及形成的溃疡易并发感染,如晚期子宫颈癌合并感染出现分泌物增多及特殊的腥臭味。

4. 发热　恶性肿瘤的部分代谢产物或并发感染可引起发热。

5. 疼痛　恶性肿瘤晚期可因侵犯或压迫神经而出现顽固性疼痛。

6. 恶病质　是指机体由于恶性肿瘤或其他慢性消耗性疾病导致机体严重消瘦、贫血、虚弱和全身衰竭的状态。多见于恶性肿瘤晚期患者。

7. 副肿瘤综合征　有些肿瘤除原发灶或转移灶直接引起的病变及临床表现以外,还可出现内分泌、神经、消化、造血、骨关节、肾及皮肤等其他系统的病变及相应的临床表现,称为副肿瘤综合征。这些表现可能是肿瘤的产物、异常免疫反应或其他不明原因所致。其中,有些非内分泌腺的恶性肿瘤,如肺癌、胃癌、肝癌、结肠癌和肾癌等,可产生"异位激素"或激素样物质(如促肾上腺皮质激素、甲状旁腺素、抗利尿激素等),引起内分泌紊乱而出现相应的临床症状,又称为异位内分泌综合征。

> **重点提示**
>
> 　　良性肿瘤对机体的影响小,恶性肿瘤对机体的影响大,恶性肿瘤晚期患者会出现恶病质。恶病质是机体严重消瘦、贫血、虚弱和全身衰竭的状态。

第四节　良性肿瘤与恶性肿瘤的区别

良性肿瘤与恶性肿瘤在组织分化、生物学行为、对机体的影响等方面有着本质的区别(表7-1)。良性肿瘤一般易于治疗,治疗效果好;恶性肿瘤危害大,治疗措施复杂,效果尚不理想。若将恶性肿瘤误诊为良性肿瘤,可能延误治疗,或者治疗不彻底;相反,如把良性肿瘤误诊为恶性肿瘤,可能导致过度治疗,因此,区分良性肿瘤与恶性肿瘤十分重要,关系到临床治疗方案的实施和预后判断。

表 7-1　良性肿瘤与恶性肿瘤的区别

	良性肿瘤	恶性肿瘤
分化程度	分化程度高,异型性小	分化程度低,异型性大
核分裂象	核分裂少见,无病理性核分裂	核分裂多见,有病理性核分裂
生长速度	缓慢	较快
生长方式	膨胀性生长或外生性生长,前者有包膜,边界清楚,可推动	浸润性生长和外生性生长,前者无包膜,边界不清,不易推动,后者伴有浸润性生长
继发改变	少见	多见,如出血、坏死、溃疡形成等
转移	不转移	常有转移
复发	不复发或很少复发	易复发
对机体的影响	较小,主要为压迫和阻塞	较大,除压迫和阻塞外,常破坏正常组织结构,引起坏死、出血、感染、发热、疼痛,甚至死亡

重点提示

异型性决定肿瘤的良、恶性,所以肿瘤的诊断中病理学检查最重要。

第五节 肿瘤的命名与分类

肿瘤的种类繁多,肿瘤的命名和分类,是肿瘤病理诊断的重要内容。肿瘤的命名一般要反映肿瘤的生长部位、组织来源和性质。

一、肿瘤的命名原则

(一)良性肿瘤的命名

良性肿瘤的命名方式是在生长部位及起源组织名称之后加"瘤"字。如生长在子宫,起源于平滑肌的良性肿瘤称为子宫平滑肌瘤。有时结合肿瘤形态特点命名,如卵巢囊腺瘤。

(二)恶性肿瘤的命名

1. 癌 来源于上皮组织的恶性肿瘤称为癌。命名方式是在生长部位及起源组织的名称后加"癌",如食管鳞状细胞癌、膀胱移行细胞癌等。

2. 肉瘤 来源于间叶组织(包括纤维组织、脂肪、肌肉、脉管、骨、软骨组织)的恶性肿瘤称为肉瘤。命名方式是在生长部位及起源组织的名称后加"肉瘤",如子宫平滑肌肉瘤、骨肉瘤等。

(三)肿瘤的特殊命名

有一些肿瘤的命名并不符合上述原则。

1. 以"母细胞瘤"命名 是一种起源于幼稚组织肿瘤的命名方式。多数为恶性肿瘤,如神经母细胞瘤、肾母细胞瘤、视网膜母细胞瘤等;少数为良性,如肌母细胞瘤、软骨母细胞瘤等。

2. 在肿瘤名称前加"恶性" 有些恶性肿瘤成分复杂或组织来源不清,在肿瘤名称前加"恶性",如恶性畸胎瘤、恶性神经鞘瘤等。

3. 以人名或沿袭习惯命名的恶性肿瘤 如尤因肉瘤、白血病、霍奇金淋巴瘤等。

4. 以"瘤"字结尾的恶性肿瘤 如精原细胞瘤、黑色素瘤、骨髓瘤、无性细胞瘤等。

二、肿瘤的分类

根据肿瘤的组织来源,将肿瘤分为五大类,每类肿瘤又分为良性肿瘤和恶性肿瘤两类(表7-2)。

表 7-2　常见肿瘤的分类

组织来源	良性肿瘤	恶性肿瘤
上皮组织		
鳞状细胞	鳞状细胞乳头状瘤	鳞状细胞癌
基底细胞		基底细胞癌

续表

组织来源	良性肿瘤	恶性肿瘤
腺上皮细胞	腺瘤	腺癌
尿路上皮(移行细胞)	尿路上皮乳头状瘤	尿路上皮癌
间叶组织		
纤维组织	纤维瘤	纤维肉瘤
平滑肌	平滑肌瘤	平滑肌肉瘤
横纹肌	横纹肌瘤	横纹肌肉瘤
脂肪	脂肪瘤	脂肪肉瘤
血管	血管瘤	血管肉瘤
骨组织	骨瘤	骨肉瘤
软骨组织	软骨瘤	软骨肉瘤
滑膜组织	滑膜瘤	滑膜肉瘤
间皮	间皮瘤	恶性间皮瘤
淋巴造血组织		
淋巴细胞		淋巴瘤
造血细胞		白血病、多发性骨髓瘤
神经组织和脑脊膜		
胶质细胞		弥漫性星形细胞瘤
神经细胞	神经节细胞瘤	神经母细胞瘤、髓母细胞瘤
脑脊膜	脑膜瘤	恶性脑膜瘤
神经鞘细胞	神经鞘瘤	恶性神经鞘瘤
其他肿瘤		
黑色素细胞	黑色素痣	恶性黑色素瘤
胎盘滋养层细胞	葡萄胎	恶性葡萄胎、绒毛膜上皮癌
生殖细胞		无性细胞瘤、精原细胞瘤、胚胎性癌
胚胎性癌性腺或胚胎剩件中的全能细胞	畸胎瘤	恶性畸胎瘤

第六节 癌前病变、非典型增生、原位癌和早期浸润癌

一、癌 前 病 变

癌前病变是指某些具有癌变潜在可能性的良性病变,如长期不能治愈,即有可能转变为癌。常见的癌前病变有以下几种。

1. 黏膜白斑 口腔、外阴和阴茎等处黏膜的上皮局部增生,黏膜增厚,形成白色斑块,长期存在,有可能发展为鳞状细胞癌。

2. 慢性萎缩性胃炎和胃溃疡 慢性萎缩性胃炎常伴有肠上皮化生与胃癌发生有密切关系。胃溃疡边缘的黏膜因受刺激反复增生,少数也发生癌变。

3. 大肠腺瘤 可单发或多发。绒毛状腺瘤癌变率更高。家族遗传性腺瘤性息肉病几乎均发生癌变。

4. 皮肤慢性溃疡　皮肤慢性溃疡由于长期受到慢性刺激,表皮鳞状上皮增生,可发生癌变。

5. 溃疡性结肠炎　慢性溃疡性结肠炎反复发生溃疡和黏膜增生,可发展为结肠腺癌。

6. 乳腺纤维囊性病　由内分泌失调引起,表现为乳腺肿块,如伴有导管上皮乳头状增生则易发展为乳腺癌。

7. 子宫颈糜烂　是慢性宫颈炎的一种类型,子宫颈阴道部的鳞状上皮坏死脱落,被增生的子宫颈管黏膜柱状上皮取代,局部呈红色,似黏膜缺损,称为"子宫颈糜烂"。在修复的过程中,柱状上皮又被鳞状上皮取代。上述病变反复进行,可发生癌变。

重点提示

癌前病变本质上还是良性病变,只是癌变率相对较高,多数并不发展为癌,同时也不是所有的癌症都是癌前病变发展而来的。

二、非典型增生

上皮细胞增生并出现一定的异型性,但不足以诊断为癌,称为非典型增生。非典型增生是一种癌前期病变。

三、原　位　癌

原位癌是指癌细胞累及上皮全层,尚未突破基底膜向下浸润。原位癌是一种最早期的癌,肉眼很难发现。常见于子宫颈、食管或皮肤等处的鳞状上皮,也见于乳腺小叶及导管。如能早期发现并积极治疗,可防止其发展为浸润癌,从而提高癌的治愈率。

重点提示

原位癌是一种最早期的癌,肉眼很难发现。

四、早期浸润癌

原位癌突破基底膜向深部浸润,浸润深度不超过基膜下 3~5cm 或不超过黏膜下层,极少发生转移,称早期浸润癌。如能及时发现并治疗,术后 5 年生存率接近 100%。

第七节　各类组织常见肿瘤

一、上皮组织肿瘤

(一)上皮组织良性肿瘤

1. 乳头状瘤　起源于被覆上皮,呈外生性生长,形成多个乳头或指状突起。镜下观察:乳头的中轴部分为结缔组织和血管构成的间质,瘤细胞覆盖于乳头的表面,分化好,与发生组织的上皮极相似。发生在皮肤、外阴、口腔处为鳞状上皮(图7-8);发生在肾盂、膀胱处为移行上皮。外耳道、膀胱、阴茎处的乳头状瘤易恶变。

2. 腺瘤　起源于腺上皮。发生于肠黏膜的腺瘤常呈息肉状(图 7-9);发生于甲状腺、卵巢、乳腺等腺器官的腺瘤多呈结节状、囊状,有包膜,与周围组织分界清楚。根据腺瘤的肉眼形态特点和组成成分,腺瘤可分为息肉状腺瘤、纤维腺瘤、多形性腺瘤、囊腺瘤等,其中多形性腺瘤和囊腺瘤部分可发生恶变。

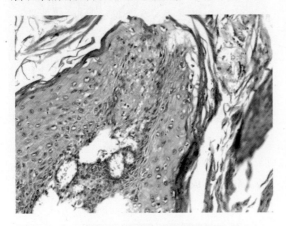
图 7-8　鳞状上皮乳头状瘤

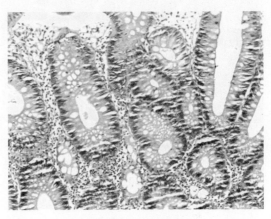
图 7-9　结肠腺瘤

(二)上皮组织恶性肿瘤

癌是人类最常见的恶性肿瘤,多发生于 40 岁以上的人群。发生于皮肤、黏膜表面的癌常呈蕈伞状、菜花状或形成溃疡;发生于器官内的癌常为结节状,呈蟹足状或树根状向周围组织浸润,质地较硬,切面呈灰白色。镜下,癌细胞呈巢状或条索状排列,与间质分界一般较清楚。癌早期一般多经淋巴转移,晚期可发生血行转移。

1. 鳞状细胞癌　简称鳞癌。好发于鳞状上皮覆盖的部位,如食管、口腔、皮肤和子宫颈等处,有些非鳞状上皮被覆的部位,如支气管、胆囊和肾盂等处,在鳞状上皮化生的基础上也可发生鳞癌。肉眼观察,鳞癌常呈菜花状可形成溃疡状。镜下观察,癌细胞呈不规则的片块状、条索状排列,形成癌巢,癌巢与间质分界清楚。分化好的鳞癌,癌巢中央可见呈同心圆层状排列的红染角化物,称为角化珠或癌珠;细胞间可见细胞间桥。分化差的则无细胞间桥和癌珠(图 7-10)。

2. 腺癌　起源于腺上皮。好发于胃肠道、乳腺、甲状腺等处。肉眼观察,黏膜腺癌常呈蕈伞状、菜花状或溃疡状;腺器官的腺癌常呈不规则结节状(图 7-11)。镜下观察,分化好的腺癌可形成大小不等、形态不规则的腺管样结构,称管状腺癌。分化差的形成实性癌巢,称为实体癌,其中,癌巢小而少,间质相对较多,质地硬,称为硬癌;癌巢大而多,间质少,质地软,称为髓样癌或软癌。腺癌中分泌大量黏液,使癌组织成半透明的胶冻状,称为黏液癌或胶样癌。腺癌分泌的液体使腺腔高度扩张呈囊状,称为囊腺癌。

3. 基底细胞癌　起源于基底细胞。多发生在老年人的面部,如眼睑、颊部、鼻翼部等,局部常形成表浅溃疡,生长缓慢,经久不愈。癌巢主要由基底细胞样癌细胞构成。此类癌很少发生转移,对放射治疗敏感。临床上呈低度恶性经过(图 7-12)。

4. 移行细胞癌　发生于膀胱、肾盂、输尿管的移行上皮。常呈乳头状、菜花状,表面可形成溃疡,移行细胞癌易广泛浸润和早期转移(图 7-13)。

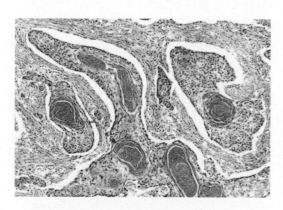

图 7-10　鳞状细胞癌（高分化）

注:高分化鳞状细胞癌,癌组织在间质中浸润性生长,可见大量癌巢和角化珠

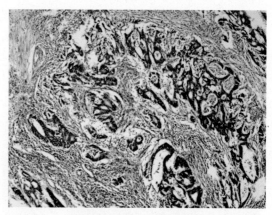

图 7-11　腺癌

注:高分化腺癌,腺癌组织在黏膜下浸润性生长,癌细胞形成不规则的腺样结构

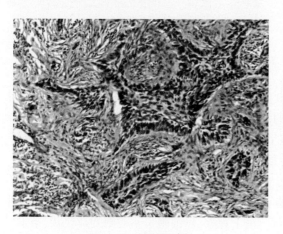

图 7-12　基底细胞癌

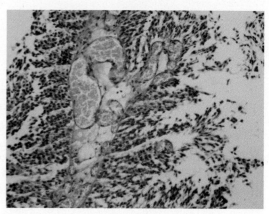

图 7-13　尿路上皮癌

重点提示

　　癌的特点:多发于 40 岁以上人群,起源于上皮组织;癌瘤质地较硬,切面呈灰白色;镜下癌细胞呈巢状或条索状排列,与间质分界清楚;癌一般经淋巴道转移,晚期可发生血道转移。

二、间叶组织肿瘤

(一)间叶组织良性肿瘤

　　1. 脂肪瘤　起源于脂肪组织,是最常见的良性间叶组织肿瘤。常发生于背、肩、颈和四肢近端的皮下,单发或多发。肉眼观察,呈结节状或分叶状,有完整的包膜,质软,淡黄色,似正常脂肪组织。镜下观察,瘤组织由分化成熟的脂肪细胞组成,间质少。脂肪瘤与正常脂肪组织区别在于有包膜(图 7-14)。

2. **纤维瘤**　起源于纤维组织。常见于躯干和四肢的皮下。肉眼观察,肿瘤呈结节状,有包膜,质地韧硬,切面呈编织状,灰白色。镜下观察,瘤细胞类似于正常的成纤维细胞或纤维细胞。此瘤生长缓慢,手术后不复发。

3. **平滑肌瘤**　起源于平滑肌细胞。多见于子宫、胃肠道等处,可单发或多发。肉眼观察:肿瘤多呈球形,大小不等,边界清楚,质硬,可无包膜,切面灰白色,编织状或旋涡状。镜下观察,瘤细胞似正常的平滑肌细胞,不规则束状排列(图 7-15)。

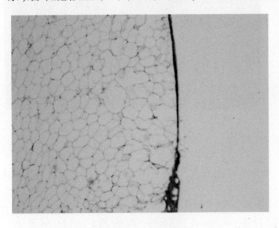

图 7-14　脂肪瘤

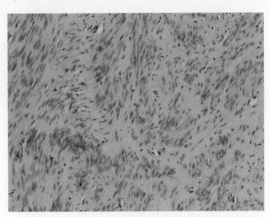

图 7-15　子宫平滑肌瘤

4. **血管瘤**　血管瘤常由分化成熟的血管组成,多为先天性,可发生于全身任何部位,常见于儿童头面部皮肤和肝。外观呈紫红色、地图状或扁斑块状,边界不规则,浸润生长,无包膜。镜下观察,由增生毛细血管或扩张的血窦构成,分别称为毛细血管瘤和海绵状血管瘤。

5. **淋巴管瘤**　多发生于儿童。由增生的淋巴管构成,内含淋巴液。淋巴管呈囊性扩张或互相融合时,内含淋巴液较多,又称囊状水瘤。

(二)间叶组织恶性肿瘤

1. **纤维肉瘤**　是肉瘤中常见的一种,好发于四肢皮下及深部组织。肿瘤呈结节状或不规则形,质软,早期可有假包膜,切面呈灰红色、鱼肉状。高分化纤维肉瘤细胞异型性小,与纤维瘤相似,生长缓慢,很少转移或复发;分化差的瘤细胞异型性明显,核分裂象多见,恶性度高,生长迅速,易发生血行转移,手术切除后易复发。

2. **脂肪肉瘤**　多见于中、老年人,较为常见,多发于大腿深部软组织或腹膜后,呈结节状或分叶状,常有假包膜。切面呈黄白色、鱼肉状或胶冻状。镜下,肉瘤细胞形态各异,有明显异型性和多样性(图 7-16)。

3. **平滑肌肉瘤**　多见于胃肠道及子宫,肿瘤呈不规则的结节状,质软,可有假包膜,切面呈灰红色或灰白色。

4. **骨肉瘤**　骨肉瘤是最常见的骨原发性恶性肿瘤。骨肉瘤多见于青少年,好发于四肢长骨的干骺端,尤其好发于股骨下端和胫骨上端。肿瘤呈梭形肿大,切面呈鱼肉状,常有出血坏死。肿瘤从骨内膜或骨外膜向四周呈浸润性生长,将骨膜掀起,局部伴有大量反应性新骨形成,可在肿瘤上下两端形成三角形隆起,构成 X 线上所见的"Codman 三角";新生骨向外伸展形成与骨长轴垂直的放射状结构,X 线片上呈日光放射状阴影。骨肉瘤恶性程度高,生长快,常在发现时已有血行转移(图 7-17)。

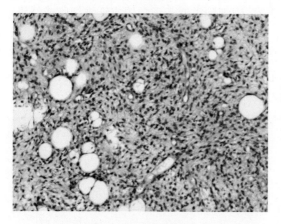

图 7-16　脂肪肉瘤

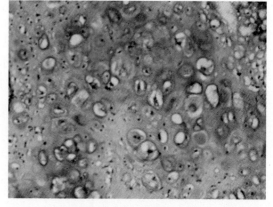

图 7-17　骨肉瘤

重点提示

肉瘤特点:发病率比癌低,好发于青少年,起源于间叶组织;肉瘤质软,切面呈灰红色、鱼肉状;镜下肉瘤细胞弥散分布,与间质分界不清;多经血行转移,肉瘤与癌的区别见表 7-3。

表 7-3　癌与肉瘤的区别

	癌	肉瘤
来源组织	上皮组织	间叶组织
发病率	较高,约为肉瘤的 9 倍	较低
高发人群	40 岁以上成人	青少年
大体特点	灰白、质硬、干燥	灰红、质软、湿润、鱼肉状
组织学特点	癌细胞形成巢状结构,实质与间质分界清楚	肉瘤细胞弥漫分布,不形成巢状结构,实质与间质分界不清楚
转移	多经淋巴转移	多经血行转移

三、其他组织来源的肿瘤

1. **白血病**　白血病是骨髓造血干细胞发生的恶性肿瘤,发病率高。根据瘤细胞的类型,白血病可分为粒细胞白血病、单核细胞白血病、淋巴细胞白血病;根据起病的缓急和瘤细胞的分化程度,可分为急性白血病和慢性白血病。患者出现严重贫血、出血和感染。

2. **恶性淋巴瘤**　恶性淋巴瘤是起源于淋巴组织的恶性肿瘤。其好发于颈部、锁骨上、腋窝、腹股沟、纵隔等处的淋巴结,或胃肠道、肝、脾等处的淋巴组织。根据恶性淋巴瘤的细胞特征和组织结构,分为霍奇金淋巴瘤和非霍奇金淋巴瘤两大类。

3. **畸胎瘤**　畸胎瘤来源于性腺或胚胎剩件中全能细胞发生的肿瘤,常发生于卵巢和睾

丸,也可见于纵隔等处。畸胎瘤分为良性和恶
性两类。良性者多为囊性,含有分化成熟的皮
肤及其附件、骨及软骨、毛发、牙齿等多种组织。
恶性者多为实性,由分化不成熟的胚胎样组织
构成,易远处转移,预后差。

4. **黑色素瘤**　黑色素瘤也称恶性黑色素
瘤(图7-18),是起源于黑色素细胞的高度恶性
肿瘤,部分由黑色素痣恶变而来。黑色素瘤常
发生于头颈部、足底、外阴和肛门周围。肿瘤呈
灰黑色或棕黑色,边缘不整齐,外形不规则,常
有溃烂。黑色素瘤预后极差,易发生淋巴或血
行转移。

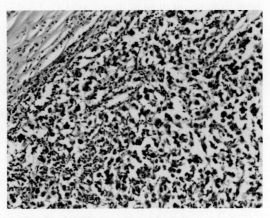

图 7-18　恶性黑色素瘤

第八节　肿瘤的病因和发病机制

一、肿瘤的病因

肿瘤发生的病因十分复杂,主要包括外界环境致癌因素和肿瘤发生的内在因素两大类。

(一)外界环境致癌因素

1. **化学性致癌因素**　目前已知对动物有致癌作用的化学性物质已达 1000 多种,其中有
些与人类关系密切。化学性致癌因素可分为直接致癌物、间接致癌物和促癌物 3 类。直接致
癌物进入机体后能与体内细胞直接作用并诱导正常细胞癌变,但较少见。促癌物单独无致癌
作用,但促进其他致癌物质的致癌作用。间接致癌物进入机体后需经体内氧化酶活化后才有
致癌作用,对靶细胞具有致癌作用,间接致癌物较多见,常见有以下几种类型。

(1)亚硝胺类:具有强烈的致癌作用,致癌谱广,可引起多种恶性肿瘤。亚硝胺的前身物
质普遍存在于食物和水中,在变质的蔬菜和食物中含量更高,亚硝酸盐可被用作肉类食品保鲜
剂和着色剂。某些地区食管癌、胃癌发病率高与食物中亚硝胺含量较高有关。

(2)多环芳烃类化合物:此类物质广泛存在于汽车尾气、工业废气和烟草燃烧的烟雾中,
与肺癌发生关系密切。烧烤和熏制食品中此类物质含量也较高,长期食入与胃癌发生有关。

(3)芳香胺类与氨基偶氮染料:主要应用于塑料、橡胶和纺织工业,长期密切接触此类物
质的人群中肝癌、膀胱癌发病较高。有些饮料、食品中过多应用此类物质做着色剂,也会对机
体产生不良影响。

(4)真菌毒素:主要指黄曲霉毒素,广泛存在于被污染的食物中,尤其受潮霉变的花生、玉
米、大米中。HBV 感染与黄曲霉毒素的协同作用可能是我国肝癌高发地区主要的致肝癌
因素。

2. **物理性致癌因素**　主要有电离辐射(如 X 线、放射性元素及核素)、紫外线、热辐射、慢
性刺激与创伤等,其中以电离辐射致癌作用最强。

3. **生物性致癌因素**　主要有病毒、细菌和寄生虫。人乳头状瘤病毒与外阴癌、宫颈癌
有关;EB 病毒与鼻咽癌、淋巴瘤的发生有关;乙型肝炎病毒与肝癌之间关系密切;人类 T

细胞白血病/淋巴瘤病毒Ⅰ(HTLV-Ⅰ),与人T细胞淋巴瘤、白血病关系密切;幽门螺杆菌与胃癌的发生关系密切;华支睾吸虫与胆管细胞性肝癌的发生有关;日本血吸虫与结肠癌的发生有关。

(二)肿瘤发生的内在因素

1. 遗传因素　遗传因素在肿瘤的发生中所起的作用可以分为3类:①呈常染色体显性遗传的肿瘤,如家族性多发性结肠息肉病、神经纤维瘤病、视网膜母细胞瘤等,这些肿瘤的发生是遗传因素起决定作用的,常有家族史,发病早,儿童多见;②呈常染色体隐性遗传的肿瘤,如着色性干皮病日晒后易发生皮肤癌,遗传因素不决定肿瘤发生,而决定肿瘤的易感性;③遗传因素与环境因素协同作用的肿瘤,如鼻咽癌、食管癌、胃癌、大肠癌、肝癌、乳腺癌等,虽有家庭史或遗传倾向,但环境因素更为重要。

2. 内分泌因素　内分泌紊乱与某些肿瘤的发生有密切关系,如乳腺癌和子宫内膜腺癌的发生,与雌激素水平过高有关。而肾上腺皮质激素对某些造血系统的恶性肿瘤有抑制其生长和转移的作用。

3. 免疫因素　老年和儿童是恶性肿瘤发病的两个高发人群。老年人由于免疫功能减退、致癌因素作用时间长,而儿童免疫功能不健全,因而恶性肿瘤发病率高。免疫功能缺陷和免疫功能减退的患者,恶性肿瘤的发生率呈上升趋势。

4. 年龄与性别　某些肿瘤的发生有年龄和性别特征。如甲状腺癌、胆囊癌以女性多见,而肺癌、肝癌、食管癌、胃癌以男性多见;儿童易患急性白血病、肾母细胞瘤,青年人以肉瘤多见,40岁以上的中老年人癌的发病率较高。

二、肿瘤的发病机制

肿瘤的发病机制极为复杂。研究表明肿瘤的发生发展是一个长时间、多因素、多种基因突变、多步骤逐渐演化的过程。包括:①癌基因激活、过表达;②抑癌基因失活、丢失;③微小RNA;④DNA修复基因功能丧失;⑤凋亡机制障碍;⑥端粒酶过度表达;⑦信号转导调控紊乱。致癌因素引起细胞非致死性DNA损伤,激活原癌基因,灭活抑癌基因,加上凋亡调节基因和DNA修复调节基因的表达异常,使细胞的增殖、分化失去正常调控,促进了肿瘤发生。

讨论与思考

男性,56岁,农民,半年前无明显诱因进食后有哽咽感,此后进食时哽咽感日渐加重,近1个月仅能进食半流质食物。体检:病人消瘦,面色苍白,体温37.2℃,脉搏80次/分,血压100/80mmHg。左颈部淋巴结肿大,两肺可闻及湿啰音。胃镜检查:食管中段有一个大小约4cm×4cm×5cm的突起肿块,并向食管壁呈浸润性生长。胸部X线片:双肺有多个直径1~3cm的致密阴影(肿块)。

临床诊断:食管癌。请思考或讨论如下问题。

1. 用学过的肿瘤知识分析食管癌的生长方式和大体形态。

2. 用学过的肿瘤知识分析患者出现的异常表现。

3. 左颈部淋巴结为什么会肿大?

4. 双肺多个致密阴影(肿块)是如何引起的?

5. 手术前如想确定其组织学类型和分化程度应做什么检查?

6. 癌有哪些共同特点? 与肉瘤有哪些区别?

(王珊珊)

第8章

水、电解质代谢紊乱

学习要点

1. 高渗性脱水、低渗性脱水、等渗性脱水的概念、原因和机制、对机体的影响和防治原则

2. 低钾血症和高钾血症的概念、原因和机制、对机体的影响及防治原则

水和电解质广泛分布于机体细胞内外,水、电解质代谢对维持正常生命活动具有十分重要的意义。许多疾病或病理过程及外界环境变化等因素均可导致水、电解质代谢紊乱,破坏机体内环境的相对稳定,从而导致全身各系统器官的功能障碍,严重者危及生命。

第一节 水、钠代谢紊乱

各种原因引起的体液容量的明显减少(体液丢失量至少超过体重的2%)称为脱水。脱水常伴有钠的丢失,由于水和钠的丢失比例不同,根据细胞外液渗透压的变化,可将脱水分为3种类型,即高渗性脱水、低渗性脱水和等渗性脱水(表8-1)。

表8-1 脱水类型及其主要特征

类型	失水部位	水、钠丢失比例	血清钠浓度(mmol/L)	血浆渗透压(mmol/L)
高渗性脱水	细胞内液为主	失水>失钠	>150	>310
低渗性脱水	细胞外液为主	失钠>失水	<130	<280
等渗性脱水	细胞内外液均丧失	水、钠成比例丢失	130~150	280~310

一、高渗性脱水

高渗性脱水是指失水多于失钠,血 Na^+ >150mmol/L,血浆渗透压>310mmol/L,伴有细胞内外液量的减少,又称低容量性高钠血症。

(一)原因和机制

1. 水摄入不足 ①水源断绝:如沙漠迷路及海上航行途中淡水用尽无法及时补充等。②饮水不足:如因口腔、咽喉或食管疾患导致吞咽困难;精神病、昏迷及极度衰弱的患者,可因

不愿饮水或自己不能饮水,而导致进水量不足。③渴感障碍:如下丘脑病变损害口渴中枢。

2. 水丢失过多　①经皮肤失水:高热、大量出汗和甲状腺功能亢进时,可经皮肤丢失大量低渗液体。发热时体温每升高 1℃,皮肤不显性蒸发失水每天增加 200~300ml。②经呼吸道失水:发热、代谢性酸中毒或癔症引起的过度通气都会使呼吸道黏膜丢失大量水分。③经肾丢失:尿崩症患者排出大量低渗尿;静脉注入大量脱水剂如甘露醇、高渗葡萄糖溶液或昏迷患者鼻饲高蛋白饮食时,可因渗透性利尿而导致失水过多。④经胃肠道丢失:呕吐、腹泻和消化道引流等可导致等渗或偏低渗的消化液丢失。

(二) 对机体的影响

1. 口渴　细胞外液渗透压升高刺激下丘脑口渴中枢兴奋,产生口渴感,促进患者主动饮水。口渴是高渗性脱水患者早期的表现。衰弱的患者和老年人口渴反应可不明显。

2. 尿量减少而尿比重增高　细胞外液渗透压升高刺激下丘脑渗透压感受器,引起 ADH 分泌增加,使肾小管对水的重吸收增强,因而尿量减少而尿比重增高。

3. 细胞内液向细胞外液转移　由于细胞外液渗透压升高,水分从渗透压相对较低的细胞内向细胞外转移,这在一定程度上减轻了细胞外液的不足,但同时也引起细胞脱水,致使细胞皱缩。因此高渗性脱水时细胞内外液均减少,但以细胞内液减少为主(图 8-1)。

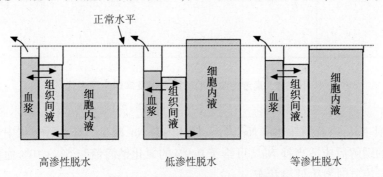

图 8-1　脱水体液容量变动示意图

4. 中枢神经系统功能障碍　重度高渗性脱水患者,因脑细胞严重脱水,引起中枢神经系统功能障碍,如出现幻觉、躁动,甚至昏迷。这是由于脑细胞脱水使脑体积缩小,颅骨与脑皮质之间的血管张力增大,引起静脉破裂,出现局部脑内出血或蛛网膜下腔出血。

5. 外周循环衰竭不明显　早期由于细胞内液向细胞外转移,血容量变化不明显,醛固酮分泌可不增多。严重或晚期阶段由于体液丢失过多使细胞外液容量不足,一方面造成血液浓缩,另一方面可引起醛固酮分泌增加,增强肾小管对钠、水的重吸收,与 ADH 一起维持细胞外液容量和循环血量。故轻度和中度高渗性脱水患者不易出现血压下降等外周循环障碍的表现。在重度高渗性脱水患者,因细胞外液量明显减少,也可出现循环衰竭。

6. 脱水热　从皮肤蒸发的水分减少且汗腺细胞脱水,导致机体散热障碍使体温升高,临床上称为脱水热,婴幼儿较常见(图 8-2)。

(三) 防治原则

1. 治疗原发病,去除病因。

2. 补给体内缺少的水分,如不能经口进食者可由静脉滴注 5%~10% 葡萄糖溶液,需要注意,若输入过多不含电解质的葡萄糖溶液易引起水中毒,输入过快则会加重心脏负担。

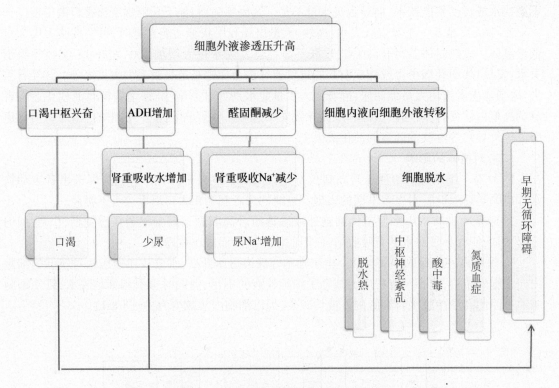

图 8-2 高渗性脱水的临床表现及病理生理变化

3. 适时补 Na^+:患者虽然血清 Na^+ 升高,但体内总 Na^+ 减少。在治疗过程中,待缺水情况得到一定程度的缓解后应适当补 Na^+,可给予 0.9% 的氯化钠溶液与 5% ~ 10% 葡萄糖混合液,以免细胞外液量恢复时发生低渗状态。

4. 适当补 K^+:由于细胞内脱水,K^+ 也同时从细胞内释出,引起血 K^+ 升高,尿中排 K^+ 也增多。

重点提示

> 失水多于失钠,血 Na^+ >150mmol/L,血浆渗透压 >310mmol/L,主要病理变化为细胞内脱水。

二、低渗性脱水

低渗性脱水是指失钠于失水,血 Na^+ <130mmol/L,血浆渗透压 <280mmol/L,伴有细胞外液量的减少,又称低容量性低钠血症。

(一)原因和机制

1. **体液丢失而只补水** ①经消化道丢失:是最常见的原因,如严重呕吐、腹泻、肠瘘和胃肠引流等可导致大量消化液丢失;②经皮肤丢失:大量出汗可伴有钠的丢失,大面积烧伤可使血浆从创面渗出,水、钠均丢失;③体腔内液体潴留:大量胸腔积液或腹水形成时。以上体液丢失若只补充水分(5%葡萄糖溶液),未注意电解质的补充,可导致细胞外液低渗而发生低渗性脱水。

2. 肾性失钠过多　①长期使用高效利尿药:如呋塞米(速尿)、依他尼酸等排钠利尿药可抑制髓襻升支对钠的重吸收而导致经肾丢失钠比水多;②肾上腺皮质功能不全:如 Addison 病时,肾排钠增多;③慢性间质性肾疾患:此疾患时钠的重吸收减少,钠随尿液排出增加;④肾小管酸中毒:是一种以肾小管排酸障碍为主的疾病,其主要发病环节是集合管分泌 H^+ 降低, H^+-Na^+ 交换减少,导致 Na^+ 随尿排出增加。

(二) 对机体的影响

1. 渴感不明显　由于细胞外液渗透压降低可抑制口渴中枢,故轻症或早期患者不会出现渴感;重症或晚期患者由于血容量明显减少,可引起口渴中枢兴奋产生轻度渴感。

2. 多尿、低比重尿、晚期可出现少尿　在低渗性脱水早期,细胞外液量虽有一定减少,但细胞外液渗透压降低可抑制 ADH 释放,肾远曲小管和集合管对水的重吸收减少,导致多尿和低比重尿。晚期当细胞外液量明显减少时,血容量不足可刺激 ADH 释放,肾远曲小管和集合管对水的重吸收增加,尿量减少。

3. 细胞外液向细胞内转移,易发生休克　由于细胞外液的丢失和低渗,水分又从渗透压较低的细胞外向相对高渗的细胞内转移,血容量明显减少使低渗性脱水患者较易低血容量性休克,表现为直立性眩晕、血压下降、脉搏细速、静脉萎陷等。因此,低渗性脱水是以细胞外液丢失为主。

4. 脱水征明显　细胞外液丢失,血容量减少,使血液浓缩,血浆胶体渗透压升高,使组织间液一部分又向血管内转移,结果造成组织间液量减少比血浆更明显(图 8-1)。组织间液量减少,患者可表现为皮肤弹性明显减退、眼窝及婴幼儿囟门凹陷等脱水征。

5. 尿钠变化　经肾失钠的低渗性脱水,则病人尿钠含量增多(>20mmol/L);肾外性失钠患者,则因低血容量时肾血流量减少而激活肾素-血管紧张素-醛固酮系统,使肾小管对钠的重吸收增加,结果尿钠含量减少(<10mmol/L)(图 8-3)。

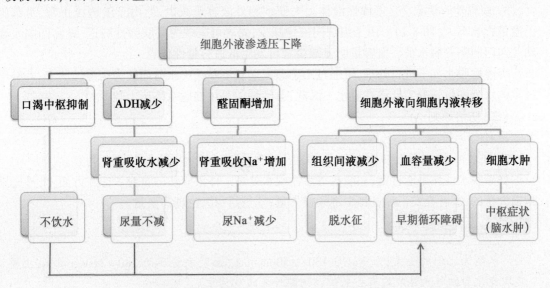

图 8-3　低渗性脱水的临床表现及病理生理变化

（三）防治原则

1. 治疗原发病,去除病因。

2. 纠正不适当的补液种类。

3. 给予等渗液以恢复细胞外液容量,如出现休克,要按休克的处理方式积极抢救。

重点提示

　　失水小于失钠,血 Na^+ <130mmol/L,血浆渗透压<280mmol/L,主要病理变化为细胞外液明显减少。

三、等渗性脱水

　　等渗性脱水是指水钠等比例的丢失,血 Na^+ 为 130～150mmol/L,血浆渗透压 280～310mmol/L,又称低容量性正钠血症。

（一）原因和机制

　　任何等渗性体液在短时间内大量丢失所引起的脱水均属等渗性脱水。如所有肠分泌液以及胆汁和胰液的钠浓度约为 140mmol/L。因此,呕吐、腹泻、肠梗阻、肠引流等肠液丢失都可引起等渗性脱水。此外,大量抽放胸水或腹水,以及血浆从大面积烧伤的皮肤创面渗出时,均可引起等渗性脱水。

（二）对机体的影响

　　1. 渴感不明显　轻症或早期患者渴感不明显,重症或晚期患者可由于血容量减少产生渴感。

　　2. 尿液的改变　细胞外液容量减少可刺激醛固酮和 ADH 分泌增加,促进肾远曲小管和集合管增加对钠和水的重吸收,对细胞外液容量的不足进行代偿。患者尿量减少,尿钠含量降低,尿比重增高。

　　3. 细胞外液量减少　等渗性液体丢失使细胞外液容量减少,但由于渗透压正常,对细胞内液量影响不大(图 8-1)。由于组织间液量减少,患者可表现为皮肤弹性减退、眼窝凹陷及婴幼儿囟门凹陷等脱水征。血容量明显减少者可发生低血容量性休克。

　　等渗性脱水如不进行处理,可通过不感蒸发途径不断丢失水分而转为高渗性脱水;若补给过多的水分则可转变为低渗性脱水。因此,单纯性的等渗性脱水临床上较少见。

（三）防治原则

　　1. 治疗原发病,去除病因。

　　2. 补水补盐,以偏低渗性为宜,其渗透压以等渗溶液渗透压的 1/2～2/3 为宜。

　　如果脱水性质不能肯定,一般按等渗性脱水处理。体液疗法的量应考虑 3 方面:①补充累积损失量的;②补充在治疗过程中继续损失量;③供给每天生理需要量。

重点提示

　　水钠等比例的丢失,血 Na^+ 为 130～150mmol/L,血浆渗透压为 280～310mmol/L,主要病理变化为细胞内外液均有丢失但以细胞外液减少为主。

第二节 钾代谢障碍

钾是细胞内液中最主要的阳离子,98%在细胞内,存在于细胞外液中的钾仅占体内钾总量的 2%,血清钾浓度为 3.5~5.5mmol/L。

一、低 钾 血 症

低钾血症是指血清钾浓度低于 3.5mmol/L。

(一)原因和机制

1. **钾摄入不足** 一般食物含钾丰富,足够机体需要,单纯由于摄入不足导致的低钾血症比较少见。只有在胃肠道梗阻或昏迷不能进食,胃肠手术后禁食或长期输液未注意补钾或补钾不够才会导致低钾血症。

2. **钾丢失过多**

(1)经消化道丢失:经胃肠道丢失钾是低钾血症最常见的原因。见于频繁呕吐、严重腹泻、胃肠减压、肠瘘、输尿管乙状结肠吻合术后以及久用缓泻剂或灌肠剂等。

(2)经肾丢失:①长期、过量应用排钾利尿药,如呋塞米使排钾增多;②渗透性利尿药,如甘露醇及高血糖等,致尿钾排出增多;③肾小管性酸中毒、糖尿病酸中毒时,Na^+-K^+交换增多而使尿排钾增加;④盐皮质激素过多,尿排钾增加。

(3)经皮肤汗液失钾:大量出汗可导致低钾血症。

3. **钾分布异常** 钾向细胞内转移,可导致低钾血症。

(1)碱中毒:当细胞外液 pH 增高时,H^+从细胞内向细胞外转移,以缓解细胞外液碱中毒,同时细胞外 K^+进入细胞内以维持细胞内外的阴阳离子数平衡。碱中毒导致的低钾血症一般并不严重,代谢性碱中毒伴有低钾血症,主要是由于代谢性碱中毒的原因中呕吐、利尿药、高醛固酮血症等均能引起 H^+与 K^+的共同丢失。

(2)药物:如糖尿病患者过量使用胰岛素可导致钾跨细胞转移使血钾降低。

(3)毒物:如钡中毒,粗制棉籽油中毒(主要毒素为棉酚),它们可引起钾通道的阻滞,使 K^+自细胞内外出受阻。

(4)其他疾病:低钾性周期性麻痹、甲状腺功能亢进症等。

(二)对机体的影响

低钾血症可引起多种功能和代谢变化,但低钾血症对机体的影响经常被原发病和水、钠代谢紊乱所掩盖。低钾血症对机体的影响在不同个体有很大差异,影响的大小固然与血钾降低的程度有关,但更取决于血钾降低的速度。低钾血症的主要临床表现是神经和横纹肌、平滑肌及心肌等肌肉的功能障碍。

1. **对心脏的影响** 低钾血症,尤其是早期、程度不甚严重时有明显的心律失常。

(1)自律性增高:低钾血症时,心肌细胞膜对 K^+通透性降低,快反应自律细胞 4 期自动去极化时 K^+外流速度减慢,而 Na^+内流速度相对加快,使自动去极速度加快,自律性增高。

(2)传导性降低:低钾血症时,心肌静息膜电位负值变小,去极化时 Na^+内流速度减慢,0 期去极化速度减慢、幅度变小、兴奋扩布减慢,传导性降低。

(3)兴奋性增高:低钾血症时,心肌细胞膜对 K^+通透性降低、细胞内 K^+外流减少,静息膜电位负值变小,兴奋所需阈刺激减小,兴奋性增高。

(4)收缩性增强:低钾对 Ca^{2+} 内流的抑制作用减弱,复极化 2 期 Ca^{2+} 内流加速,心肌收缩性增强。

心电图检查:常可发现 T 波压低、增宽、倒置,ST 段压低、明显 U 波等较为特征性的表现。

2. 对神经肌肉兴奋性的影响 急性低钾血症时,细胞外 K^+ 快速降低而细胞内 K^+ 浓度变化不大,使细胞内外 K^+ 浓度差增大。静息状态下细胞内钾外流增多,静息电位负值加大,静息电位与阈电位之间的距离增大。肌细胞兴奋性的高低是由静息电位与阈电位之间的距离决定的。距离越大,引起细胞兴奋所需的刺激强度越大,即兴奋性降低(图 8-4)。严重低血钾时甚至不能兴奋,即兴奋性消失。

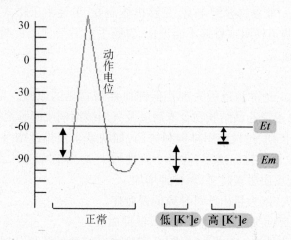

图 8-4 胞外钾浓度正常和异常时骨骼肌静息电位(Em)和阈电位(Et)的关系

(1)中枢神经系统抑制:早期精神萎靡、表情淡漠、倦怠,重症可出现反应迟钝、定向力减弱、嗜睡甚至昏迷。这些表现除因脑细胞兴奋性降低外,还与缺钾影响糖代谢,使 ATP 生成减少以及 Na^+-K^+-ATP 酶活性下降有关。

(2)骨骼肌无力、麻痹和软瘫:肌肉松弛无力,甚至出现软瘫,通常下肢重于上肢。轻者丧失劳动力,重者累及躯干,甚至导致呼吸肌麻痹。后者是低钾血症患者死亡的主要原因,但较为少见。

(3)胃肠道运动功能减退:胃肠运动减弱,轻者食欲缺乏、消化不良、恶心呕吐、便秘,严重者可出现麻痹性肠梗阻。

3. 对肾的影响 缺钾所造成的肾损害在形态学上比较典型地表现为在髓质集合管,出现小管上皮的肿胀、增生、胞质内颗粒形成等,长时间的严重缺钾可累及各段肾小管,甚至肾小球,出现间质性肾炎样表现。在功能上的主要损害表现为尿浓缩功能的障碍,出现多尿和低比重尿。

4. 对酸碱平衡的影响 低钾血症常伴有代谢性碱中毒,其发生机制有以下两种。

(1)低钾血症时,细胞内 K^+ 向细胞外释出,细胞外 H^+ 进入细胞内,而使细胞外 H^+ 浓度降低。

(2)低钾血症时,远曲小管内 K^+-Na^+ 交换减少,故 H^+-Na^+ 交换增多,因而尿排 H^+ 增多,回

收 HCO_3^- 也增多,此时血液呈碱性而尿呈酸性,称为反常性酸性尿。

(三)防治原则

1. 治疗原发病,去除病因。

2. 补钾:首选口服补钾,宜在餐中或餐后服用,以减少对胃肠道的刺激。不能口服或病情需要可静脉补钾,但要注意:见尿补钾,即每日尿量在 500ml 以上才能从静脉补钾;控制剂量和速度。否则会引起高钾血症的发生。严禁静脉推注,以免发生心脏停搏。

> **重点提示**
>
> 血清钾浓度低于 3.5mmol/L。对机体的主要影响有:神经肌肉兴奋性降低;心脏兴奋性增高、传导性降低、自律性增高、收缩性增强;低钾常伴有代谢性碱中毒和反常性酸性尿。

二、高钾血症

高钾血症是指血清钾浓度高于 5.5mmol/L。诊断时应注意排除假高钾血症。最常见的原因为静脉穿刺不当或血标本溶血,虽然血标本钾浓度增高,但受测者血钾实际浓度并不高。

(一)原因和机制

1. 钾摄入过多　肾功能正常者一般不会因高钾饮食引起高钾血症,偶见于肾功能不全、肾性水肿而应用食盐替代品考虑不周者;临床上更为多见的是,肾功能欠佳者过多、过快的静脉输注钾盐或贮存较久的血液。最危险者为医疗事故中误静脉注射钾盐。

2. 钾排出减少　肾排钾减少是导致血钾升高最主要的原因。

(1)肾功能不全:急性肾功能不全少尿期最为多见,此时肾内尿流速率降低、功能性肾小管数量减少,排钾功能明显障碍;慢性肾衰时尿钾排出可很好代偿,包慢性肾衰末期当肾小球滤过率低于 15ml/min 也可发生高钾血症。

(2)肾上腺皮质功能不全:如低醛固酮血症、Addison 病等。

(3)大量使用保钾利尿药:如氯苯蝶啶、螺内酯等,长期应用可使肾排钾减少。

3. 细胞内钾转到细胞外

(1)大量溶血、组织坏死,如血型不合的输血、挤压综合征,使细胞内大量 K^+ 逸出。

(2)组织缺氧、酸中毒,组织缺氧因 ATP 生成不足,细胞膜 Na^+-K^+-ATP 酶功能障碍;酸中毒与缓冲反应中的细胞内、外离子交换(H^+-K^+ 交换)增加及肾小管上皮细胞 H^+-Na^+ 交换增多、Na^+-K^+ 交换减少有关。

(3)胰岛素缺乏和高血糖,影响细胞膜 Na^+-K^+-ATP 酶功能,妨碍 K^+ 进入细胞内。

(4)过量应用 β 受体阻断药,如普萘洛尔、干扰 β 激动药促进 K^+ 进入细胞内的作用,引起暂时的高钾血症。

(5)高钾血症型周期性瘫痪,机制不清,可能与肌细胞膜异常,激烈运动和应激后 K^+ 从细胞内释出有关。

(二)对机体的影响

1. 对心脏的影响　高钾血症时心肌的自律性降低,传导性降低(兴奋扩布减慢),兴奋性轻度时增高、重度时降低,收缩性因兴奋收缩耦联作用减弱而降低。高钾血症对机体的主要危险在于可能引起严重的传导阻滞、室颤甚至心脏停搏。

心电图改变:T 波高尖,且基底变窄。Q-T 间期缩短(与复极化 3 期加速有关)、P 波压低增宽,P-R 或 P-Q 间期延长、R 波降低、QRS 综合波增宽,反映兴奋扩布减慢,传导时间延长。

2. 对骨骼肌的影响　如同心肌的兴奋性一样,急性高钾血症时骨骼肌的兴奋性随血钾逐步升高亦经历先升高后降低的过程,表现为肢体的刺痛,感觉异常及肌无力,甚至肌麻痹,但由于急性高钾血症时心脏的表现非常突出,常会掩盖骨骼肌的临床表现。慢性高钾血症时,由于细胞外增多的 K^+ 逐渐移入细胞内,细胞内外 K^+ 浓度差与正常相似,静息电位变化不大,多无神经肌肉症状。

3. 对酸碱平衡的影响　高钾血症时可出现代谢性酸中毒。因为细胞外 K^+ 浓度增高,细胞外 K^+ 移入细胞内,而细胞内 H^+ 移至细胞外,从而使细胞外 H^+ 浓度增高。此时,细胞内 H^+ 减少,使远曲小管内 H^+-Na^+ 交换减少,而 K^+-Na^+ 交换增强,尿呈碱性,称反常性碱性尿。

(三) 防治原则

1. 治疗原发病,去除引起高钾的原因。

2. 减少钾的摄入,停止使用含钾药物或禁食含高钾的食物。

3. 静脉注射葡萄糖和胰岛素促进钾向细胞内转移。

4. 静脉给予钠盐和钙制剂,对抗钾对心肌的毒性作用。

5. 口服阳离子交换树脂、腹膜透析或血液透析加速钾的排泄。

重点提示

　　血清钾浓度高于 5.5mmol/L。对机体的主要影响有:神经肌肉兴奋性降低;心脏兴奋性降低、传导性降低、自律性降低、收缩性降低;高钾血症对机体的主要危害是引起心室颤动和心脏停搏。

讨论与思考

1. 请画表做 3 种类型脱水的比较。

2. 试叙一下低钾血症与高钾血症的比较结果。

(阿迪娜·阿义顶)

第**9**章

发 热

学习要点

1. 发热的概念
2. 发热的时相及热代谢特点
3. 发热时机体的功能和代谢变化
4. 发热时必须解热的病例

人和哺乳类动物都具有相对恒定的体温,以适应正常的新陈代谢和生命活动的需要。正常成人腋窝温度平均 36.5℃,口腔温度平均 37℃,直肠温度平均 37.5℃。昼夜体温波动幅度一般不超过 1℃。这种体温的相对恒定是依靠下丘脑体温调节中枢的调控下实现的。

发热是指在致热原的作用下,体温调节中枢的调定点上移而引起的调节性体温升高(超过正常值 0.5℃),是临床常见的症状之一,是疾病发生的重要信号。

体温升高不等同于发热,其包括两大类:一类为生理性体温升高,如在剧烈运动、月经前期、妊娠期等生理条件下体温可升高超过正常体温的 0.5 ℃;另一类为病理性体温升高,包括发热与过热。过热是由于体温调节中枢功能失调(如体温调节中枢损伤)、散热障碍(如皮肤鱼鳞病和环境高温所致的中暑),或产热器官功能异常(如甲状腺功能亢进症)等,使体温不能维持在与调定点相适应的水平上,而引起的非调节性体温升高(图 9-1)。

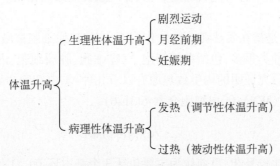

图 9-1 体温升高的分类

> **重点提示**
>
> 　　机体主要的产热器官是肝和骨骼肌,散热部位是皮肤。体温调节中枢在视前区-下丘脑前部(POAH)。POAH 的热敏感神经元起着调定点作用,调定点的高低决定着体温的水平。

第一节　发热的原因和机制

一、发热的原因

通常把能引起人和动物发热的物质称为致热原。致热原包括发热激活物和内生致热原两类。

(一)发热激活物

发热激活物是指能刺激机体内产致热原细胞产生并释放内生致热原的物质。包括外致热原和某些体内产物。

1. **外致热原**　来自体外的致热物质称为外致热原。包括细菌、病毒、真菌、螺旋体、疟原虫等生物病原体及其产物,可引起传染性发热。革兰阴性菌的内毒素是最常见外致热原,其耐热性强(干热 160℃保持 2h 才能灭活),一般方法难以清除,是临床输血和输液过程中导致发热的主要污染物。

2. **体内产物**　指机体内产生的致热物质,引起的发热为非传染性发热。

(1)无菌性炎症产物:在无菌性炎症的渗出物中含有能诱导内生致热原生成的物质,可引起发热。

(2)抗原-抗体复合物:某些药物引起的变态反应、异型输血或免疫注射等可导致抗原-抗体复合物的形成以及致敏淋巴细胞释放淋巴因子,均可引起发热。

(3)恶性肿瘤:某些恶性肿瘤,如恶性淋巴瘤、急性白血病等,常伴有发热。这种发热可能与肿瘤组织坏死产物引起的无菌性炎症和肿瘤引起的免疫应答等多种因素有关。

(4)致热性类固醇:肾上腺、睾丸的某些代谢产物给人体注射能引起发热,本胆烷醇酮是其典型代表,它是睾酮的一种中间代谢物,对人体有较强的致热作用。

(二)内生致热原

内生致热原(EP)是指在发热激活物的作用下,产致热原细胞被激活后所产生并释放的致热原。产致热原细胞种类很多,包括单核细胞、巨噬细胞、肿瘤细胞、内皮细胞、淋巴细胞及成纤维细胞等。人们已研究证明的内生致热原有以下几种:①白细胞介素-1(IL-1);②肿瘤坏死因子(TNF);③干扰素(IFN);④白细胞介素-6(IL-6)。

二、发热的机制

发热的发生机制比较复杂,目前认为主要包括 3 个基本环节。①信息传递:产致热原细胞在发热激活物作用下被激活,产生和释放 EP,EP 作为信使,经血流透过血-脑屏障进入脑组织后作用于下丘脑体温调节中枢;②中枢调节:EP 到达体温调节中枢,使体温调节中枢释放中枢发热介质,引起调定点上移。③调温效应器反应:由于体温调定点上移,正常的血液温度变为冷刺激,体温调节中枢发出冲动,引起效应器的体温调节反应。来自体温调节中枢的信号,一方面经交感神经使皮肤血管收缩而减少散热,另一方面经运动神经引起骨骼肌紧张度增高,使产热增加,导致体温上升,直到与新的调定点相适应的水平。

(一)内生致热源

作用于体温调节中枢使体温升高的物质。

(二)中枢发热介质

中枢发热介质是指下丘脑体温调节中枢释放的能使体温调定点上移而引起发热的物质。

1. 正调节介质　可使体温升高。

(1)前列腺素 E(PGE):是引起体温升高的中枢介质。PGE 合成抑制剂(阿司匹林、布洛芬)对许多 EP 引起的发热有解热作用。

(2)环磷酸腺苷(cAMP):是引起 EP 性发热的主要中枢介质。

(3)Na^+/Ca^{2+}比值:Na^+增多体温升高,Ca^{2+}增多体温下降。

2. 负调节介质　现已证实,体温调节中枢释放的精氨酸加压素(AVP)和黑色素细胞刺激素(α-MSH)等可以限制调定点上移和体温上升,从而避免高热引起脑细胞损伤,这些物质称为负调节介质。发热机制见图 9-2。

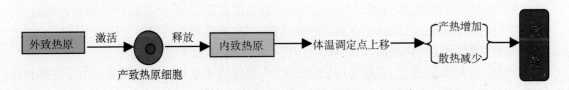

图 9-2　发热的机制

重点提示

发热的 3 个基本环节:①信息传递;②中枢调节;③调温效应器反应。

第二节　发热的时相

以口腔温度为标准,按发热时体温的高低分为:①低热,37.5 ~ 38℃;②中度热,38.1 ~ 39℃;③高热,39.1 ~ 41℃;④超高热,≥41.1℃。人体最高的耐受温度为 40.6 ~ 41.4℃,直肠温度持续升高超过 41℃,可引起永久性的脑损伤;高热持续在 42℃以上 2 ~ 4h 常导致休克等严重并发症。体温高达 43℃则很少存活。

发热过程大致可分为 3 期,每期都有各自热代谢特点和临床表现(图 9-3)。

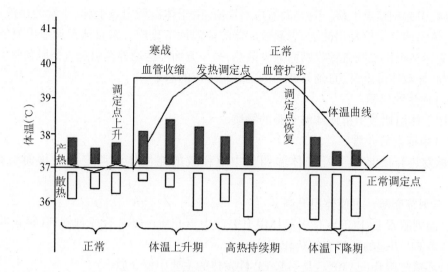

图 9-3　发热的时相

一、体温上升期

发热的开始阶段体温不断上升,称为体温上升期。因体温调定点上移,原正常体温低于调定点水平变成了冷刺激,体温调节中枢发出指令到达散热器官,使皮肤血管收缩和血流减少,皮肤温度降低,散热减少;同时指令到达产热器官,引起寒战和物质代谢增强,产热随之增加。此期的热代谢特点为产热增加、散热减少,产热大于散热,体温不断上升。

此期临床表现为:疲乏、皮肤苍白、干燥、无汗、畏寒或寒战及"鸡皮"现象。由于交感神经兴奋,皮肤血管收缩,血流减少,皮肤温度下降,因而病人皮肤苍白并感觉发冷或恶寒;骨骼肌的不随意周期性收缩出现寒战;交感神经兴奋引起皮肤竖毛肌收缩,皮肤出现"鸡皮疙瘩"。

重点提示

体温上升期的代谢特点是产热大于散热;临床表现为疲乏、皮肤苍白、干燥、无汗、畏寒或寒战、"鸡皮"现象。

二、高热持续期

当体温上升到与新的调定点水平相适应的高度,便不再继续上升,而是在这个与新的体温调定点相适应的高水平上波动,称为高热持续期,也称高峰期。由于此期体温与调定点相适应,所以寒战停止并出现散热反应。此期的热代谢特点为中心体温与体温上升的调定点水平相适应,产热与散热在较高水平上保持相对平衡。

此期临床表现为:酷热感、皮肤口唇干燥、呼吸加快加强等。由于皮肤出现散热反应,导致血管扩张,血流量增加,皮肤温度上升高于正常,所以病人自觉酷热;皮肤温度升高加强了水分蒸发,因而皮肤潮红而灼热、干燥、口唇干燥。血温升高可刺激呼吸中枢使患者呼吸加快加强。

> **重点提示**
>
> 　　体温待续期的代谢特点是产热与散热在较高水平上保持相对平衡；临床表现为酷热感、皮肤潮红、口唇干燥、呼吸加快加强。

三、体温下降期

　　此期体温开始回降。由于机体的防御功能和适当治疗，发热激活物在体内被控制或消失，EP及发热介质也被清除，加上内生解热物质的作用，上升的体温调定点回降到正常水平。由于调定点水平低于中心体温，故从下丘脑发出降温指令，不仅引起皮肤血管舒张，还可引起大量出汗，故又称为出汗期。本期的热代谢特点是散热多于产热。

　　此期临床表现为：患者体温下降，直到恢复到与新的调定点相适应的水平，患者主要表现为出汗。此期由于高血温及皮肤温度感受器传来的升温信息对发汗中枢的刺激，病人出汗较多，严重者可致脱水，故须补足水分。

> **重点提示**
>
> 　　体温下降期的代谢特点是散热多于产热；临床表现为体温下降、患者出汗。患者因大量出汗须补足水分。

第三节　发热时机体代谢和功能变化

一、机体的代谢变化

　　体温升高时物质分解代谢加快，这是体温升高的物质基础。一般认为，体温每升高1℃，基础代谢率提高13%，所以发热病人的物质消耗明显增多。如果持久发热，而营养物质没有得到相应的补充，病人就会消耗自身的物质，导致消瘦和负氮平衡。

(一)糖代谢

　　发热时由于产热的需要，能量消耗大大增加，因而对糖的需求增多，糖的分解代谢加强，糖原贮备减少。肝糖原和肌糖原分解代谢增多，血糖增高甚至出现尿糖。由于葡萄糖的分解代谢增强，氧的供应相对不足，引起无氧酵解加强，产生大量乳酸，容易发生乳酸中毒。

(二)脂肪代谢

　　发热时由于糖原贮备减少，加上发热病人食欲减退，糖类摄入不足，机体动员脂肪贮备，脂肪分解明显增加且氧化不全，患者可能出现酮血症或酮尿。

(三)蛋白质代谢

　　发热时机体分解糖原和脂肪的同时，蛋白质也分解供能。高热病人的蛋白质分解代谢加强，为健康人的3~4倍。随着蛋白质的分解加强，血浆蛋白减少并出现氮质血症，尿氮增加。如果未能及时补充足够的蛋白质，机体将会出现负氮平衡，抵抗力下降，组织修复能力降低。

(四)水与电解质代谢

在体温上升期,尿量明显减少,水、Na^+、Cl^- 排出减少而潴留于体内;高热持续期时,皮肤和呼吸道水分蒸发增多,导致水分大量丢失,严重者可导致脱水;而在体温下降期,由于大量出汗及尿量的恢复、Na^+、Cl^- 排出增加,故加重脱水。因此,高热病人退热时应及时补充水分和适量的电解质。

发热时组织分解加强,细胞内的钾向细胞外释放,造成血钾及尿钾增高。由于发热机体的代谢紊乱,酸性代谢产物堆积,可出现代谢性酸中毒。

(五)维生素代谢

发热时由于病人食欲缺乏和消化液分泌减少,可导致维生素摄取和吸收减少;又因机体代谢增强而消耗增多,患者往往出现维生素特别是 C 族和 B 族维生素缺乏。长期发热的患者应注意及时补充维生素。

重点提示

注意持久高热者的饮食情况:足够的热量——高糖、低脂肪、适量蛋白质;丰富的维生素——包括维生素 C 和维生素 B,多吃水果与蔬菜;充足的水分——尤其在退热期,必须补足水分。

二、机体的功能变化

(一)中枢神经系统

发热使中枢神经系统兴奋性增高,发热初期,患者常有头痛、头晕等。高热(40~41℃)时,患者常出现头痛烦躁、失眠、谵妄和幻觉。持续高热时,大脑皮质可受抑制,患者出现嗜睡,甚至昏迷。特别是 6 个月至 6 岁儿童高热时易出现全身或局部肌肉抽搐,称为热惊厥,其机制可能与小儿中枢神经系统尚未发育成熟,皮质下中枢兴奋性易增强有关。因此对患儿要注意防止高热的发生,而对已发生的高热则应有效及时的退热。

(二)心血管系统

发热时心率加快,体温每上升 1℃,心率约增加 18 次/分,儿童增加更快。心率加快主要是由于交感-肾上腺髓质系统活动增强及血温升高对窦房结的直接作用。一定范围内心率加快可增加心排血量,但心率过快心排血量反而下降。在体温上升期,心率加快和外周血管收缩,可使血压轻度升高;高热持续期,则因外周血管舒张,血压可轻度下降;在体温下降期,尤其是使用解热药后可使患者出大汗而致虚脱,甚至发生休克,应及时预防。

(三)呼吸系统

发热时血温升高可刺激呼吸中枢并提高呼吸中枢对 CO_2 的敏感性,加上代谢增强、CO_2 生成增多,共同促使呼吸加深加快,利于更多的热量从呼吸道散失。但通气过度,CO_2 排出过多,可造成呼吸性碱中毒。持续体温升高可因大脑皮质和呼吸中枢的抑制,使呼吸变浅慢或不规则。

(四)消化系统

发热时交感神经系统兴奋性增高,以致消化液分泌减少,胃肠蠕动减慢,使食物的消化、吸收与排泄功能异常。患者常常表现为食欲缺乏、恶心和呕吐等症状。胰液和胆汁分泌不足,可致蛋白质、脂肪的消化不良,加之胃肠蠕动减弱,使食物在肠道发酵和腐败,产气增多,临床表现为便秘和腹胀。

(五)泌尿系统

体温上升期和高热持续期,患者尿量减少,尿色变深,比重增加。尿量和尿比重的变化可能与抗利尿激素分泌增加,以致肾的远曲小管特别是集合管对水的重吸收增强有关。持续高热可引起肾小管上皮细胞水肿,尿中出现蛋白和管型。

(六)免疫系统

一定程度的体温升高可增强机体免疫功能,提高机体的抵抗力。表现为吞噬细胞的吞噬活性增强;中性粒细胞的趋化活性增强。但过高或持续过久的发热,则会造成免疫系统功能紊乱,损害重要生命器官,给机体带来危害。

> **重点提示**
>
> 发热时心率加快,体温每上升 1℃,心率约增加 18 次/分。

第四节　发热的防治原则

一、积极治疗原发病

致热原是引起发热的起始原因,故应积极有效地治疗原发病,疾病一经确诊并有效治疗后,发热激活物对机体的作用被消除,发热可自行消退。

二、一般性发热的处理

对于体温不过高(<40℃)、持续时间不长或发热原因不明的发热,又不伴有其他严重疾病者,可不急于解热,主要给予补充足够的营养物质、维生素和水。发热作为疾病的信号,热型与热程变化可反映病情,并可作为诊断疾病、评估疗效和估计预后的重要参考,因而对某些原因不明的发热,若过早解热使热程被干扰,可能会掩盖病情,延误原发病的诊断和治疗。

三、必须及时解热的病例

对于病情加重的发热或促进疾病发生发展的发热病例,应不失时机地及时解热。一般有以下几种情况。

(一)高热(>40℃)

尤其体温达到 41℃ 以上,中枢神经细胞和心脏可能受到较大影响。因此无论有无明显的原发病都应及时解热。

(二)小儿患者

小儿高热容易诱发惊厥,体温超过 39℃,有以下 3 种情况则应及早预防。

(1)5 岁以下的有高热惊厥史者。

(2)发热同时伴有明显不适,如头痛、烦躁不安、倦怠者。

(3)伴有严重心肺疾病的患儿,需要减少耗氧量和心排血量时。

(三)心脏病患者

发热时心跳加速,循环加快,心脏负担加重,容易诱发心力衰竭。因此,对心脏病患者及有潜在的心肌损害者须及时解热。

(四)妊娠期妇女

妊娠早期发热耗氧量增加,有致畸胎的危险。妊娠中、晚期,循环血量增多,心脏负担加重,发热会进一步增加心脏负担,有诱发心力衰竭的可能性。因此,对妊娠妇女的发热应及时解热。

四、适宜的解热措施

(一)药物解热

主要有水杨酸盐类、糖皮质激素等药物。通过抑制前列腺素的合成和释放,抑制免疫反应、炎症反应,发挥降热作用。另外,清热解毒中草药也有一定解热作用,可适当选用。

(二)物理降温

在高热或病情危急时,可采用物理方法配合药物降温,如用冰枕、冰帽或冰袋冷敷头部、四肢大血管处用乙醇擦浴以促进散热等。也可将患者置于较低温度的环境中,加强空气流通,以增加对流散热。

五、加强对高热或持久发热病人的护理

(1)密切观察患者体温、呼吸、血压、脉搏及神志变化等,做好详细记录。

(2)嘱咐患者卧床休息,稳定情绪,减少活动,保证保充足易消化的营养食物,包括糖类及维生素的摄入,以弥补发热时营养物质的消耗。

(3)注意水盐代谢,补足水分,预防脱水。在退热期或用解热药致大量排汗时,要预防休克的发生。

(4)监护心血管功能。对心肌损害或心肌梗死者应进行心血管监护。

> **重点提示**
>
> 发热是疾病发生发展的重要信号,对疾病诊断有一定的帮助。一定程度的发热是机体的重要防御反应,临床上可根据发热的程度、持续的时间、不同阶段病人的表现作具体分析和实施临床护理。

讨论与思考

1. 什么是发热?举例说明发热与过热的区别?

2. 发热 3 个时相各自热代谢特点是什么?

3. 举例说明临床上哪些患者必须及时解热?

4. 病案分析

患者,男,23 岁。因发热 2 天,头痛、全身肌肉酸痛、食欲缺乏就诊。查体:体温 40℃,脉搏 112 次/分,呼吸 25 次/分,血压 115/75mmHg。咽喉充血,心肺未见明显异常。实验室检查:白

细胞:16.3×10^9/L,中性粒细胞:0.88。请分析以下问题。

(1)为什么患者出现头痛、全身肌肉酸痛、食欲缺乏、心率加快?

(2)应选择什么方式解热? 如何对患者进行护理?

（周　璐）

第 10 章

休 克

学习要点

1. 休克的概念
2. 休克的原因及分类
3. 休克的发展过程及各期的微循环变化
4. 休克时机体代谢和重要器官功能的变化

休克是由各种原因引起的急性循环功能障碍,使有效循环血量急剧减少,组织器官微循环血液灌流量严重不足,导致组织细胞代谢和重要器官功能发生严重障碍的全身性病理过程。其主要临床表现有面色苍白或发绀、表情淡漠、呼吸急促、四肢湿冷、脉搏细速、尿量减少、血压下降及脉压减小等。

重点提示

休克不是一个独立的疾病,而是多种疾病均可发生的一种常见而严重的病理过程,其主要发生机制是微循环障碍所致的组织血液灌流量严重不足。

第一节　休克的病因和分类

正常的血液循环有赖于血容量、心排血量及血管床容积的正常和协调,任何引起血容量严重减少、血管床容积增大和心排血量急剧减少的因素,均可导致有效循环血量减少而发生休克。因此,休克通常按病因或发生的始动环节进行分类。

一、按病因分类

引起休克的病因有很多,如大量失血和失液、严重创伤、大面积烧伤、严重感染、急性心功能障碍、重症变应反应、强烈的神经刺激等。按照休克发生的病因,常将休克分为以下几种类型。

1. 失血性休克　短时间内大量失血又不能及时补充时,有效循环血量急剧减少,可引起休克。常见于外伤出血、消化道出血和产后出血等。如果快速失血量超过人体总血量的 20% 左右,即可发生失血性休克。

2. 失液性休克　大量体液丢失引起血容量和有效循环血量锐减时,可引起休克。常见于剧烈的呕吐、严重的腹泻和大量的汗出等。

3. 烧伤性休克　大面积烧伤早期由于血浆外渗导致血容量减少和剧烈的疼痛而发生休克;烧伤的后期,由于继发感染而导致休克。

4. 创伤性休克　严重创伤可导致大量失血和剧烈疼痛而引起休克。常见于严重骨折、挤压伤、战伤、手术创伤等。

5. 感染性休克　细菌等病原微生物的严重感染可引起休克。如细菌性痢疾、流行性脑脊髓膜炎等。主要感染的病原体是革兰阴性细菌。在革兰阴性细菌引起的休克中,细菌的内毒素起着重要的作用,因此,也称内毒素性休克或中毒性休克。感染性休克常伴有败血症,故又称败血症性休克。

6. 心源性休克　心功能障碍导致心排血量急剧减少可引起休克。常见于大面积急性心肌梗死、急性心肌炎及严重心律失常等。

7. 过敏性休克　某些过敏原进入过敏体质者体内而发生强烈的 I 型超敏反应,可引起休克。常见于注射青霉素、血清制剂或疫苗之后。过敏性休克的发生主要与变应反应中组胺和缓激肽大量释放入血,导致血管平滑肌舒张、血管床容积增大和毛细血管通透性增加有关。

8. 神经源性休克　强烈的神经刺激抑制了血管运动中枢,导致血管平滑肌舒张,使血管床容积增大,回心血量减少而发生休克。见于高位脊髓麻醉或脊髓损伤和剧烈的疼痛等。

二、按始动环节分类

尽管引起休克的原因很多,但归纳起来主要与血容量减少,血管床容积增大和心排血量降低 3 个环节有关(图 10-1),这就是休克的始动环节。

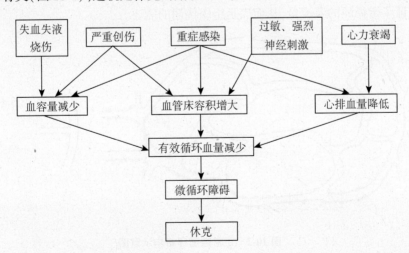

图 10-1　休克的原因与休克始动环节的关系

根据休克发生的始动环节,将休克分为以下类型。

1. 低血容量性休克　是指由于血容量减少而引起的休克。见于病因分类中的失血性休克、失液性休克、烧伤性休克、创伤性休克等。

2. 心源性休克　是指由于心泵血功能障碍,导致心排血量急剧减少,有效循环血量减少而引起的休克。同病因分类中的心源性休克。

3. 血管源性休克　是指由于外周血管扩张,血管床容积增大,大量血液淤积在扩张的小血管内,使有效循环血量减少而引起的休克。见于病因分类中的过敏性休克、神经源性休克及感染性休克。

> **重点提示**
>
> 　　明确病因分类与始动环节分类之间的关系。在学习中注意血管床容积与血容量区别:血管床容积又称血管容量,是指血管腔扩张程度,而血容量是指血液的多少。

第二节　休克的发展过程和发生机制

　　尽管各类休克的病因和始动环节不同,且在发生发展过程中各有特点,但微循环障碍导致组织微循环灌流不足使重要生命器官因缺血缺氧而发生功能代谢障碍,是它们的共同规律。因此,休克的本质是微循环灌流不足。

　　微循环是指微动脉和微静脉之间微血管的血液循环,由微动脉、后微动脉、毛细血管前括约肌、真毛细血管、直捷通路、动-静脉吻合支和微静脉等7部分组成(图10-2),是血液与组织进行物质交换的最小功能单位,受神经和体液调节。当微动脉、后微动脉、毛细管前括约肌收缩时,进入微循环的血流量减少;而当微动脉、后微动脉、毛细管前括约肌舒张时,进入微循环的血流量增加。微血管平滑肌特别是毛细血管前括约肌有节律地收缩与舒张,使毛细血管交替开发,保证了微循环的灌流量,从而满足组织代谢的需要。

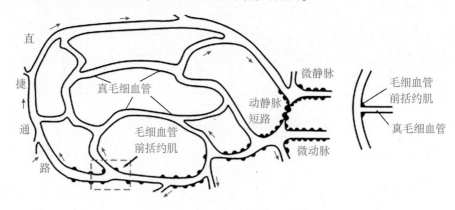

图 10-2　正常微循环结构示意图

　　由于微循环障碍引起微循环灌流不足是休克发生发展的关键环节,而低血容量性休克的微循环变化发展过程比较典型,故以低血容量性休克为例来阐述休克的发展过程及其发生机制。

根据微循环的变化,休克的发展过程可分为 3 期,即微循环缺血期、微循环淤血期和微循环凝血期。

一、微循环缺血期(休克初期)

当各种病因引起机体的有效循环血量减少时,交感-肾上腺髓质系统兴奋性开始增强,产生的儿茶酚胺大量释放入血。儿茶酚胺与 α 受体相结合后,引起微动脉、后微动脉、毛细血管前括约肌和微静脉收缩或痉挛。由于微动脉、后微动脉和毛细血管前括约肌收缩明显,使毛细血管前阻力增加,大量真毛细血管关闭,动-静脉吻合支开放,微循环灌流量明显减少,出现"少灌少流、灌少于流"的情况,造成微循环缺血,组织细胞呈缺血性缺氧的状态,故此期又称微循环缺血性缺氧期(图 10-3)。

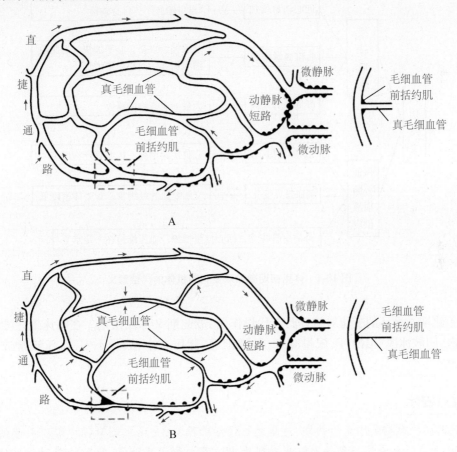

图 10-3　正常微循环与休克初期微循环的变化
A. 正常微循环;B. 休克代偿期微循环缺血性缺氧

上述微循环的变化一方面引起了皮肤、腹腔内脏和肾等器官的缺血缺氧,另一方面对机体却具有一定的代偿意义(图 10-4)。

1. 增加回心血量　一方面,由于休克初期,皮肤及肝、脾等储血器官的微血管收缩,可迅速地使血管床容积减少,增加回心血量,起到了"自身输血"的作用;另一方面,由于微动脉、后微动脉和毛细血管前括约肌对儿茶酚胺更为敏感,导致毛细血管前阻力大于后阻力,毛细血管中流体静压下降,促使组织液回流进入血管,起到了"自身输液"的作用。

2. 保证心脑血液供应 由于皮肤、腹腔内脏的小血管 α 受体密度高,对儿茶酚胺比较敏感,收缩明显;而脑的血管交感缩血管纤维分布较少,α 受体密度也较低,因此无明显变化;冠状动脉虽然有交感神经支配,也有 α 受体和 β 受体,但交感神经兴奋和儿茶酚胺增多却往往通过心脏活动加强和代谢水平提高以致扩血管产物增多而使冠状动脉扩张。血管的这种反应使有效循环血量重新分布,从而保证了心、脑在一定程度上的血液供应。同时,上述的"自身输血"和"自身输液"作用使回心血量增加,增加了心脑供血,且外周血管收缩使血压维持在一定水平,对保证心、脑供血也起到了促进作用。

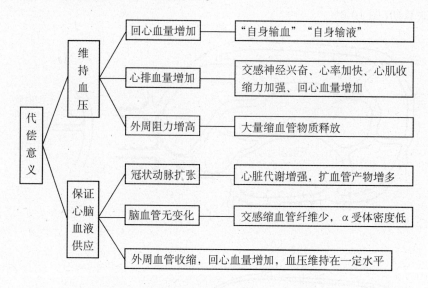

图 10-4 休克初期微循环变化对机体的代偿意义

由于此期微循环的变化对机体具有代偿作用,故此期又称代偿期。在临床上主要表现为面色苍白、四肢冰凉、出冷汗、尿量减少、脉搏细速、脉压减小、烦躁不安、血压正常或略降等(图 10-5)。

重点提示

微循环缺血期是休克的初期,是休克的代偿阶段,主要变化是微循环障碍引起的微循环缺血、缺氧。体表微循环缺血临床表现为皮肤苍白和温度降低;腹腔脏器微循环缺血临床表现为尿量减少。由于机体的代偿作用,血压可以正常或稍降。因此,判断是否有休克发生,应注意观察皮肤颜色、四肢末梢温度,不要被血压不下降的假象所迷惑。如不及时治疗,病情进一步发展,休克将进入失代偿期。

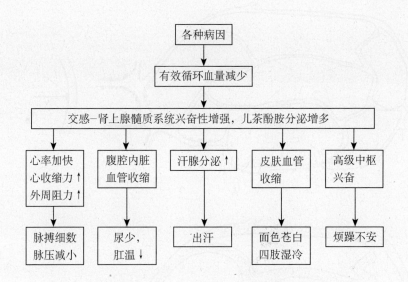

图 10-5　微循环缺血期主要临床表现及发生机制

二、微循环淤血期(休克中期)

　　在休克初期,如果不能及时救治,微循环将持续性缺血缺氧,导致酸性代谢产物堆积而发生酸中毒。由于微动脉和毛细血管前括约肌对酸性物质的耐受性差,对儿茶酚胺的反应性降低,因而微动脉和后微动脉处于舒张状态,从而使毛细血管前阻力降低,毛细血管网开放,大量血液进入微循环。而微静脉和小静脉对酸性物质的耐受性较强,在儿茶酚胺的作用下仍处于收缩状态,使毛细血管后阻力增大,血液回流受阻,从而导致微循环出现"多灌少流"、"灌大于流"的情况,造成微循环淤血,组织缺氧加剧。故又称为微循环淤血性缺氧期(图 10-6)。而长时间缺血、缺氧和酸中毒等引起肥大细胞释放组胺增多,以及 ATP 的分解产物腺苷堆积和激肽类物质生成增多,使血管平滑肌舒张,引起毛细血管通透性升高,血浆外渗,血液浓缩,血流缓慢、淤滞,从而加重微循环障碍及组织的损伤。

　　在微循环淤血的发展过程中,由于血管扩张、血管床容积增大使回心血量减少,机体已经失去了"自身输血"的作用;而毛细血管通透性增大、血浆外渗也导致"自身输液"停止;血液浓缩、血液黏稠度增高以及血液淤滞,使有效循环血量降低,回心血量进一步减少,引起心排血量、动脉血压及微循环灌流量进行性下降,组织酸中毒和缺氧更加严重,形成恶性循环,最终失去代偿作用,此期又称失代偿期。

　　在临床上主要表现为血压进行性降低、神志淡漠甚至昏迷、脉搏细速、少尿或无尿、皮肤冰冷、出现花斑或发绀等(图 10-7)。

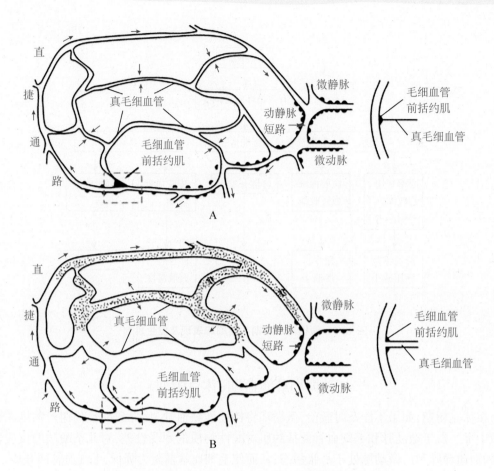

图 10-6 从休克初期到休克中期微循环障碍的发展变化

A. 休克代偿期微循环缺血性缺氧;B. 休克代偿期微循环淤血性缺氧

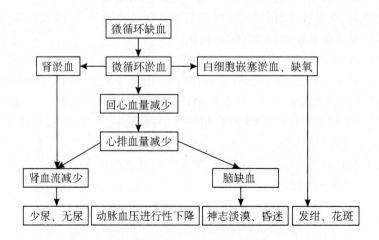

图 10-7 微循环淤血期主要临床表现及发生机制

重点提示

> 微循环淤血期是休克的中期,又称失代偿期。主要变化是酸中毒引起的微循环淤血、缺氧。临床上表现为动脉压明显降低、脉压小、表情淡漠或神志不清、脉搏细速、少尿或无尿、皮肤冰冷、出现花斑或发绀。补充血容量、纠正酸中毒很重要,否则,病情继续恶化,进入休克难治期。

三、微循环凝血期(休克晚期)

在微循环淤血的基础上,缺氧和酸中毒进一步加重,使微血管麻痹、扩张,并对血管活性物质失去反应,导致毛细血管前阻力和后阻力均降低,血流缓慢或停止。加之血液浓缩,凝血因子浓度增加,血细胞聚集,使血液呈高凝状态。而缺氧和酸中毒等因素损伤了血管内皮细胞,暴露了内皮下胶原纤维,从而激活内源性凝血系统,引起微循环凝血。此时,微循环内血流停止,血液进一步浓缩,呈"淤泥状",微循环内有大量微血栓形成,导致弥散性血管内凝血(DIC),使微循环几乎处于"不灌不流"状态。继而因凝血因子大量消耗、纤溶系统亢进和微血管损伤而引发出血、溶血和多器官功能障碍,给治疗造成很大困难,故此期又称休克难治期(图10-8)。

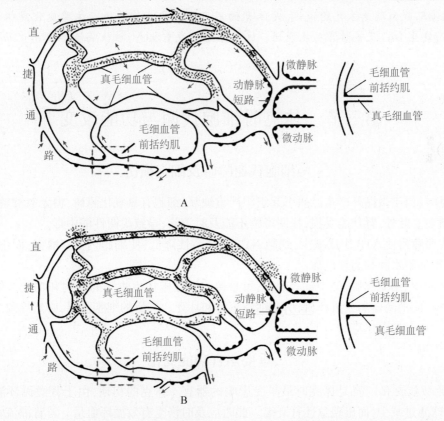

图10-8 从休克中期到休克晚期微循环障碍的发展变化
A. 休克失代偿期微循环淤血性缺氧;B. 休克难治期的微循环血流停滞或DIC形成

在临床上主要表现为血压进一步下降,甚至难以测出,全身多个部位出现出血,如皮肤出血点、瘀斑、呕血、便血及其他器官出血,心、肺、肾等多个器官衰竭,使病情恶化甚至死亡(图10-9)。

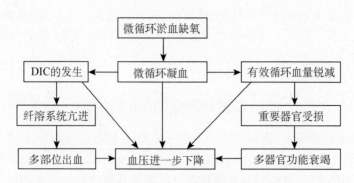

图10-9　微循环凝血期主要临床表现及发生机制

重点提示

微循环凝血期是休克的晚期,是休克的不可逆性失代偿阶段。主要变化是微循环凝血,从而发生 DIC 及多器官功能衰竭。这是休克的危重状态,往往病情迅速恶化而导致死亡。

第三节　休克时细胞代谢与功能改变

一、细胞代谢障碍及细胞损伤

休克时,由于微循环严重障碍引起组织严重缺氧,细胞有氧氧化障碍,糖无氧酵解增强,乳酸生成增多。此外,肾功能受损,代谢产物不能及时清除,导致代谢性酸中毒。

糖代谢障碍使 ATP 生成减少,细胞 Na^+-K^+ 泵活性降低,使细胞内 Na^+ 增多,而细胞外 K^+ 增高,导致细胞水肿和高钾血症。

ATP 减少、细胞水肿、酸中毒等因素,可直接或间接破坏生物膜的结构和功能。如溶酶体肿胀、破裂,使溶酶体酶大量释放,引起细胞溶解和坏死。广泛的细胞受损,必然导致组织器官功能障碍,从而加重休克。

二、重要器官功能变化

1. 肾功能变化　肾是休克时最早受影响的器官。休克的初期,由于肾微循环灌流量不足,肾小球滤过减少,而出现急性肾衰竭。此时应及时恢复有效循环血量。若肾灌流量得以恢复,而肾功能立即恢复,则属于急性功能性肾衰竭。若休克持续发展,可因肾严重缺血而发生急性肾小管坏死,则属于急性器质性肾衰竭。在临床上常表现为少尿、无尿、高钾血症、代谢性酸中毒和氮质血症等。

2. 心功能变化 除了心源性休克伴有原发性心功能障碍外,其他类型休克的早期,心功能可维持在正常状态。随着休克的发展,动脉血压进行性下降,有效循环血量减少,心排血量降低,冠状动脉供血不足,使心肌代谢障碍,加上酸中毒、高血钾等对心脏的抑制作用,在临床上可出现心功能下降,甚至发生心力衰竭。

3. 脑功能变化 休克早期,由于血液重新分布和脑循环的自身调节,保证了脑的血液供应,除了因应激引起的烦躁不安外,没有明显的临床表现;当休克进一步发展、血压进行性下降时,脑组织因酸中毒而发生淤血、缺氧,在临床上常表现为神志淡漠、反应迟钝、意识模糊;到了休克的晚期,由于脑组织缺血、缺氧及酸中毒,使脑血管壁通透性增加,引起脑水肿和颅内压升高,可形成脑疝。加之 DIC 发生,使脑功能障碍进一步加重,病人往往出现昏迷,甚至死亡。

4. 肺功能变化 休克早期由于创伤、出血和感染等刺激呼吸中枢,呼吸加快,通气过度,可出现低碳酸血症甚至呼吸性碱中毒。休克晚期由于肺毛细血管内皮细胞受损和通透性增高,可出现肺淤血、肺水肿、肺毛细血管微血栓形成、肺出血、肺泡萎陷和肺泡腔透明膜形成等,称为急性呼吸窘迫综合征(ARDS)。在临床上常出现低氧血症、进行性呼吸困难、急性呼吸衰竭甚至死亡。

5. 胃肠黏膜功能变化 休克早期由于腹腔脏器血管收缩,胃肠道血流减少而缺血缺氧,继而因淤血缺氧和 DIC 形成,加上消化液自身消化,可出现胃肠黏膜上皮细胞变性、坏死,黏膜糜烂,形成应激性溃疡。临床主要表现为消化不良、腹痛、呕血、黑粪等。若肠道细菌繁殖、细菌毒素吸收入血可导致肠源性败血症或内毒素性休克。

6. 多器官功能障碍综合征 休克过程中原本无器官功能障碍者在短时间内出现两个或两个以上器官同时或相继发生功能障碍,致使机体内环境依赖临床干预才能维持稳定的综合征,称为多器官功能障碍综合征(MODS)。病情严重可发展为多系统器官衰竭(SMOF)。常出现在休克的晚期,是休克病人重要的死亡原因。衰竭的器官越多,病人的病死率越高。

重点提示

休克时,细胞的代谢障碍及细胞损伤,导致多器官功能障碍。其中,受影响最早的器官是肾,在休克发展过程中,可出现脑功能障碍、心功能不全、急性呼吸窘迫综合征、胃肠功能障碍,甚至出现 MODS 或 SMOF。

第四节 休克时防治原则

一、病因防治

积极防治引起休克的原发病,去除致病因素,如止血、止痛、控制感染、输血、输液等。在应用可能引发过敏性休克的药物和血清制剂前认真做好皮试。

二、治疗原则

1. 补充血容量 各种休克都存在着有效循环血量不足,最终导致微循环灌流量减少。因此,除心源性休克外,补充血容量是抢救休克的首要措施,大失血患者最好补充适量鲜血,其他原因引起的休克以补液为主。补液原则是"需多少,补多少"。补充血容量过程中注意动态观察静脉充盈度、尿量、血压和脉搏等,以判断补液量多少。

2. 纠正酸中毒　缺氧和酸中毒是休克加重的重要因素,因此供氧和纠正酸中毒是救治休克的重要措施。

3. 合理应用血管活性药物　根据休克的不同类型、不同的发展阶段和临床表现,合理选用血管活性药物,对改善微循环、提高组织灌流量具有重要意义。

(1)缩血管药物:适用于过敏性休克和神经源性休克,因血管容积扩大,应首先应用缩血管药。一般休克当血压降低而补液又不能立即进行时,可应用缩血管药物,以提高动脉压,保证重要生命器官的血液供应,但必须尽快补充血容量。

(2)扩血管药物:扩血管药物(如 α 受体阻断药酚苄明、酚妥拉明等)因能解除小血管痉挛而改善微循环。扩血管药物应在充分补充血容量的基础上应用,以防止血压进一步下降而影响心脑供血。此类药物适用于低血容量性休克、高阻力型感染性休克和心源性休克。

4. 防治重要器官衰竭　除上述措施外,还应根据心、肾、肺、脑等器官受损害的情况,及时给予强心、利尿、预防肺水肿和控制肺部感染等治疗。

重点提示

补充血容量是抢救休克的首要措施,供氧和纠正酸中毒是救治休克的重要措施,并通过合理使用血管活性药物以达到改善微循环、提高组织灌流量的目的。

讨论与思考

1. 以失血性休克为例阐述休克的发展过程及其机制。
2. 分析 DIC 与休克的因果关系。
3. 在休克的发展过程中动脉血压如何变化?为什么?
4. 举例说明休克的原因与休克始动环节之间的关系。
5. 病例分析

患者王某,男性,19 岁。外出务工时不慎从高处坠落,事发后由他人救起,送往诊所。检查发现,患者面色苍白,脉搏细弱,四肢冰冷、出汗,耻骨联合左侧及大腿根部大范围瘀斑、血肿。血压 90/70mmHg,心率 125 次/分,体温 36.8℃。转往上级医院,途中患者渐转入昏迷,血压进行性下降,皮肤出现花斑,终因休克不治身亡。请讨论如下问题。

(1)该患者按病因分类属何种休克?按始动环节分类属何种休克?
(2)送医院前属于休克哪个阶段?
(3)入院途中休克如何进展?解释其临床表现。
(4)在转院途中应对患者做哪方面治疗?

(徐连英)

第11章

缺　氧

学习要点
1. 缺氧的概念；各型缺氧的原因、血氧变化特点及组织缺氧的机制
2. 常用的血氧指标及缺氧对机体的影响
3. 缺氧的防护

氧是维持生命活动必需的物质。在静息状态下正常成人每分钟的耗氧量约250ml，剧烈运动时可增加8~9倍，而体内储存的氧仅1.5L左右，只能供应细胞、组织消耗4~5min。因此，呼吸、心跳一旦停止，数分钟内就可死于缺氧。缺氧是临床上多种疾病常见的基本病理过程，也是造成细胞损伤最常见的原因。

第一节　缺氧的概念

缺氧指组织供氧不足或利用氧障碍，引起机体功能、代谢及形态结构发生异常改变的病理过程。

氧的获取与利用由外呼吸、气体在血液中的运输和内呼吸3个过程完成。组织的供氧量和耗氧量可以代表机体是否缺氧，而血氧指标是反映组织的供氧量和耗氧量的重要参数。

第二节　常用的血氧指标

一、血氧分压

血氧分压是指物理溶解于血液中的氧所产生张力，又称为血氧张力。动脉血氧分压[PaO_2]正常约为100mmHg，主要取决于吸入气体的氧分压和外呼吸功能；静脉血氧分压[PvO_2]正常约为40mmHg，取决于组织摄取和利用氧的能力。

二、血氧容量

血氧容量（CO_2max）是指在标准条件下，100ml血液中的血红蛋白被充分饱和时的最大带

氧量,取决于血液中血红蛋白的质(与氧气的结合能力)和量,正常值约为20ml/dl。它的高低反映血液携带氧的能力。

三、血氧含量

血氧含量(CO_2)为100ml血液的实际带氧量,包含结合于血红蛋白中的氧量和血浆中溶解的氧,主要取决于血氧分压和血氧容量。动脉血氧含量(CaO_2)约为19 ml/dl;静脉血氧含量(CvO_2)约为14ml/dl。

四、血氧饱和度

血氧饱和度(SO_2)是指血红蛋白与氧结合的百分数,主要取决于血氧分压,可用下列公式表示:$SO_2 =$(血氧含量−溶解氧量)/血氧容量×100%。正常动脉血氧饱和度(SaO_2)为95%,静脉血氧饱和度(SvO_2)为75%。

五、动-静脉血氧含量差

动-静脉血氧含量差($Ca-vO_2$)指动脉血氧含量与静脉血氧含量的差值,反映组织的摄氧量或组织对氧的消耗量,正常约为5ml/dl。

第三节 缺氧的类型

空气中的氧气经过外呼吸进入肺泡,弥散入血,再与血红蛋白结合随血液运送到组织细胞,以上任一环节发生障碍,都可以导致缺氧。根据缺氧的原因和血氧变化特点,可将缺氧分成4种类型。

一、低张性缺氧

低张性缺氧是由各种原因导致动脉血氧分压降低,引起血氧含量减少,造成组织供氧不足,又称为乏氧性缺氧。

(一)原因与机制

1. 吸入气氧分压过低 多发生于海拔3000m以上的高原或高空,也可以发生在通风不良的矿井和坑道。因吸入气体的氧分压降低使进入肺泡的氧减少,导致组织供氧不足。

2. 外呼吸功能障碍 见于肺通气和换气功能障碍所致的缺氧,又称为呼吸性缺氧。常见的疾病有慢性支气管炎、急慢性肺炎、肺气肿、肺结核和肿瘤等。

3. 静脉血分流入动脉 多见于先天性心脏病,如室间隔缺损伴肺动脉狭窄或法洛四联症等,因右心室的压力较左心室的压力高,可出现右向左分流,未经氧合的静脉血直接进入左心动脉血中,导致动脉血氧分压降低。

(二)血氧变化特点

动脉血氧分压降低,血氧含量降低,血氧饱和度降低,动-静脉血氧含量差减少。因为血红蛋白与氧的结合能力未改变,血氧容量正常。动脉血和静脉血中的氧合血红蛋白含量降低,脱氧血红蛋白增多,当毛细血管中脱氧血红蛋白的平均浓度超过5g/dl时,可使皮肤和黏膜呈青紫色,称为发绀。

重点提示

低张性缺氧时动脉血氧分压降低,血氧含量降低,血氧饱和度降低,动-静脉血氧含量差减少,但血氧容量正常。低张性缺氧患者可出现发绀。

二、血液性缺氧

由于血红蛋白质或量的改变,以致血液携带氧的能力降低而引起的缺氧称为血液性缺氧。这型缺氧的 PaO_2 正常,故又称为等张性缺氧。

(一)原因与机制

1. 贫血　严重贫血时血红蛋白含量减少,血液携带氧量降低,供给组织的氧不足,又称为贫血性缺氧。

2. 一氧化碳中毒　CO 与血红蛋白的亲和力是氧的 210 倍,CO 与血红蛋白结合,形成碳氧血红蛋白,而碳氧血红蛋白无携带氧的能力。只要吸入气体中含 0.1% 的 CO 就有近 50% 的血红蛋白形成碳氧血红蛋白而失去携氧能力。同时,CO 还能抑制红细胞内糖酵解,使 2,3-DPG 生成减少,使氧合血红蛋白中的氧不易释放,从而加重组织缺氧。

3. 高铁血红蛋白血症　血红蛋白中的二价铁在氧化剂的作用下,可形成三价铁,形成高铁血红蛋白。高铁血红蛋白中的三价铁因与羟基牢固结合而丧失携带氧的能力,使组织缺氧。较常见的是食用大量含硝酸盐的腌菜后,经肠道细菌作用将硝酸盐还原为亚硝酸盐,后者经肠道吸收入血后导致肠源性高铁血红蛋白血症,又称为肠源性发绀。

(二)血氧变化特点

血液性缺氧时,主要是血红蛋白的质和量的异常改变,吸入气体的氧分压及外呼吸功能正常,故血氧的变化特点是动脉血氧分压、血氧饱和度正常,血氧容量及血氧含量减低,动-静脉血氧含量差低于正常。

血液性缺氧患者可无发绀出现,严重贫血的患者面色苍白;CO 中毒患者因血中碳氧血红蛋白颜色使皮肤、黏膜呈樱桃红色;高铁血红蛋白血症患者皮肤、黏膜呈现咖啡色或青石板色。

重点提示

血液性缺氧时动脉血氧分压、血氧饱和度正常,血氧容量及血氧含量减低,动-静脉血氧含量差低于正常。CO 中毒患者皮肤、黏膜呈樱桃红色,高铁血红蛋白血症患者皮肤、黏膜呈咖啡色或青石板色。

三、循环性缺氧

循环性缺氧是指因组织血流量减少使组织供氧不足所致的缺氧,又称为低动力性缺氧。循环性缺氧可分为缺血性缺氧和淤血性缺氧。

(一)原因与机制

1. 组织缺血　由于动脉压降低或动脉阻塞使毛细血管床血液灌注量减少,称为缺血性缺氧。见于休克和心力衰竭,患者因心排血量减少可造成全身组织供血不足。也可见于动脉血栓形成、动脉炎或动脉粥样硬化造成的动脉狭窄或阻塞,可引起局部器官和组织缺血性缺氧。

2. 组织淤血　由于静脉压升高使血液回流受阻,毛细血管床淤血造成组织缺氧,成为淤血性缺氧。见于心力衰竭,心力衰竭可造成心房压升高,大静脉回流受阻,全身广泛的毛细血管床淤血。也可见于静脉栓塞或静脉炎,引起某只静脉回流障碍,造成局部组织淤血性缺氧。

(二) 血氧变化的特点

动脉血氧分压、血氧容量、血氧含量和血氧饱和度均正常,动-静脉血氧含量差增大。缺血性缺氧时,供应组织的血量不足,皮肤可苍白。而淤血性缺氧的患者,血液淤积在毛细血管床形成更多的脱氧血红蛋白,可出现发绀。

> **重点提示**
>
> 循环性缺氧时动脉血氧分压、血氧容量、血氧含量和血氧饱和度均正常,但动-静脉血氧含量差增大。

四、组织性缺氧

在供氧正常的情况下,由于组织利用氧障碍所导致的缺氧称为组织性缺氧。

(一) 原因与机制

1. 组织中毒　如氰化物、硫化物、砷化物、磷、甲醇等和某些药物(如巴比妥)使用过量可抑制细胞氧化还原酶系统,引起组织中毒性缺氧,其中最典型的是氰化物中毒。

2. 线粒体损伤　人体生理活动所需要的能力大部分在线粒体生成。细菌毒素、严重缺氧、高压氧和大剂量放射线照射等均可以抑制线粒体呼吸功能或造成线粒体结构损伤,引起组织细胞生物氧化障碍而致缺氧。

3. 维生素缺乏　B族维生素(维生素 B_1、维生素 B_2、维生素 B_{12})是生物氧化还原酶的辅酶或辅基,当这些维生素严重缺乏时,可抑制生物氧化,引起氧利用障碍而缺氧。

(二) 血氧变化的特点

动脉血氧分压、血氧含量、血氧容量和血氧饱和度均正常。由于细胞生物氧化过程受损,不能充分利用氧,故静脉血氧含量高于正常,动-静脉血氧含量差减小。由于氧合血红蛋白增多,患者皮肤、黏膜颜色呈鲜红色或玫瑰红色。

> **重点提示**
>
> 组织性缺氧时动脉血氧分压、血氧含量、血氧容量和血氧饱和度均正常,但动-静脉血氧含量差减小。

以上各型缺氧的血样变化特点,见表 11-1。但临床上有些患者往往发生混合型缺氧,例如,心力衰竭主要表现为循环性缺氧,但若合并肺水肿则又可出现低张性缺氧;失血性休克可因循环血量大量丢失引起循环性缺氧,又可因复苏过程中大量输液使血液过度稀释引起血液性缺氧。

表 11-1　各型缺氧的血样变化特点

缺氧类型	动脉血氧分压	动脉血氧饱和度	血氧容量	动脉血氧含量	动-静脉氧差
低张性缺氧	↓	↓	N	↓	↓或 N
血液性缺氧	N	N	↓	↓	↓
循环性缺氧	N	N	N	N	↑
组织性缺氧	N	N	N	N	↓

注:↓降低,↑升高,N 不变

第四节　缺氧时机体功能和代谢的变化

缺氧对机体功能、代谢的改变,一方面是机体对缺氧的代偿反应,另一方面是缺氧引起的代谢异常和功能障碍。各种类型的缺氧引起的变化既有相似之处,又有各自的特点。下面以低张性缺氧为例,介绍缺氧对机体的影响。

一、呼吸系统的变化

(一)代偿性反应

当动脉血氧分压低于 60mmHg 时可刺激颈动脉体和主动脉体外周化学感受器,反射性引起延髓呼吸中枢兴奋,呼吸加深加快,使肺泡通气量代偿性增加。呼吸增强的代偿意义在于:①增加肺泡通气量和肺泡气 PaO_2,进而增加 PaO_2,同时增加 CO_2 排出;②呼吸增强又因胸腔负压加大,故回心血量增多,肺血流量和心排血量也增多,有利于氧的摄取和运输。

血液性缺氧、循环性缺氧和组织性缺氧的患者,如果不合并 PaO_2 降低,呼吸系统的代偿不明显。

(二)失代偿反应

急性乏氧性缺氧,如快速登上 4000m 以上高原时,出现头痛、胸闷、咳嗽、发绀、呼吸困难、咳粉红色泡沫痰等,也称高原性肺水肿。

严重缺氧($PaO_2<30mmHg$)时直接抑制呼吸中枢,使呼吸变浅、变慢,肺泡通气量减少,发生中枢性呼吸衰竭。

二、循环系统的变化

(一)代偿性反应

1. 心排血量增加　心排血量增加可提高全身组织的供氧量,对急性缺氧有代偿意义。其机制是:动脉血氧分压降低引起交感神经兴奋、儿茶酚胺释放增多,造成心率加快、心肌收缩力增强、静脉回流量增加与心排血量增加。

2. 血流分布改变　急性缺氧时,皮肤、骨骼肌和腹腔器官因血管收缩致血流量减少。而心、脑血管受局部组织代谢产物的扩血管作用使血流量增加,确保了对心、脑等重要生命器官氧的供应。

3. 肺血管收缩　肺血管对缺氧很敏感。急性缺氧引起的肺血管收缩使缺氧肺泡的血流量减少,有利于维持肺泡通气与血流的适当比例,使流经这部分肺泡的血液仍能获得较充分的氧,从而维持较高的动脉血氧分压。

4. 毛细血管增生 慢性缺氧时组织中毛细血管增生,尤其以心、脑血管增生更为显著。氧从血管内向组织细胞弥散的距离缩短,从而增加了对组织的供氧量。

（二）失代偿反应

1. 肺动脉高压 长期慢性缺氧使肺小动脉持续收缩,导致肺循环阻力增加,引起肺动脉高压,并可造成肺源性心脏病、右心肥大甚至心力衰竭。

2. 心肌舒缩功能降低 严重的心肌缺氧可使心肌舒缩功能降低,甚至引起心肌细胞变性、凋亡和坏死。

3. 心律失常 严重缺氧可引起窦性心动过缓、期前收缩,甚至发生心室颤动。严重的 $P(O_2)$ 降低可经颈动脉体反射性兴奋迷走神经,导致窦性心动过缓。

4. 回心血量减少 严重缺氧直接抑制呼吸中枢,使胸廓运动减弱,回心血量减少。

三、血液系统的变化

（一）代偿性反应

血液系统对缺氧的代偿是通过增加红细胞的数量和氧离曲线的右移实现的。

1. 红细胞增多 常见于慢性缺氧。低氧血流经肾时,刺激肾小管旁间质细胞,促使生成并释放促红细胞生成素,加速血红蛋白的合成,是骨髓内的网织红细胞和红细胞释放入血。红细胞和血红蛋白增多可增加血液的氧容量和氧含量,使组织的供氧得到改善。

2. 氧离曲线右移 缺氧时,红细胞内 2,3-DPG 增加,使氧离曲线右移,血红蛋白与氧的亲和力降低,红细胞向组织释放氧的能力增强。

（二）失代偿反应

血液中红细胞过度增加,会引起血液黏滞度增高,血流阻力增大,心脏的后负荷增高,这是发生心力衰竭的重要原因之一。在吸入气氧分压过度降低时,肺泡氧分压明显降低,红细胞内过多的 2,3-DPG 将妨碍血红蛋白与氧结合,使动脉血氧含量过低,供应组织的氧将严重不足。

四、中枢神经系统的变化

脑作为重要的生命器官,耗氧量高,脑对缺氧十分敏感。脑耗氧量约为总耗氧量的 23%,脑对缺氧的耐受性极差,所以一旦发生缺氧很快出现头痛、情绪激动,思维力、记忆力、判断力降低或丧失,以及运动不协调等表现,严重者甚至可出现惊厥和昏迷。缺氧致中枢神经系统功能障碍与脑水肿和脑细胞受损有关,这些损伤在缺氧几分钟内即可发生且不可逆。

（重点提示）

脑对缺氧最敏感,缺氧可引起脑细胞肿胀及变性、坏死,而且具有不可逆性。

五、组织细胞的变化

（一）代偿性反应

1. 细胞利用氧的能力增强 此时细胞内线粒体的数目和膜的表面积增加,使呼吸链中酶的活性增高,使细胞利用氧的能力增强。

2. 糖无氧酵解增强 缺氧时 ATP 生成减少, ATP/ADP 比值下降, 激活磷酸果糖激酶, 使糖酵解增强, 从而补偿能量的不足。

3. 肌红蛋白增加 久居高原的人肌肉中肌红蛋白含量增多。肌红蛋白可从血液中摄取更多的氧, 增加氧在体内的储存。

4. 低代谢状态 缺氧可使细胞的耗能过程减弱, 如糖、蛋白质等各种合成代谢和离子泵功能均降低, 使细胞处于低代谢状态, 减少能量的消耗, 有利于在缺氧时的生存。

(二) 失代偿反应

1. 细胞膜的损伤 细胞膜是缺氧时最早发生损伤的部位。主要是因为细胞膜离子泵功能障碍、膜通透性增加、膜流动性下降和膜受体功能障碍。

2. 线粒体的损伤 严重缺氧可损伤线粒体的功能及氧化过程, 甚至可使线粒体的超微结构发生改变。

3. 溶酶体的损伤 严重缺氧时 ATP 生成减少, 细胞内酸中毒, 可使溶酶体膜稳定性降低, 通透性升高, 使溶酶体肿胀、破裂和大量溶酶体酶释出, 引起细胞自溶。

第五节 缺氧的防护

一、观察病情

医护人员应及时观察病人有无发热、头痛、易疲劳、嗜睡、注意力不集中、烦躁不安、惊厥、昏迷等缺氧症状, 病人皮肤、黏膜是否发绀、樱桃红色、咖啡色或鲜红色等颜色变化, 以便及时准确地判断缺氧类型。

二、对症治疗

1. 积极防治原发病 根据缺氧的原因不同, 采取相应的措施, 挽救生命并防治脑缺氧带来的后遗症。

2. 吸氧 吸氧是治疗缺氧的最基本方法, 对各种类型的缺氧均有一定的疗效, 但因缺氧类型不同其疗效也不同, 以低张性缺氧效果最佳。高原肺水肿患者吸入纯氧具有特殊的疗效, 吸氧后数小时至数日, 肺水肿症状可显著缓解, 肺部体征随之消失。血液性缺氧和循环性缺氧病人动脉血氧分压和氧饱和度均正常, 此时吸氧可通过提高动脉血氧分压, 改善对组织的供氧, 有一定的治疗效果。组织性缺氧无供氧障碍, 组织用氧能力降低, 吸氧效果欠佳。

> **重点提示**
>
> 氧气治疗的对象主要是各种使动脉血氧分压下降的患者, 急性病患者宜及早吸氧。动脉血氧分压在 60mmHg(8kPa) 以下需给氧, 动脉血氧分压在 60mmHg(8kPa) 以上、血氧饱和度多在 90% 以上, 大多不需吸氧。

讨论与思考

1. 某男性患者,28 岁,诊断室间隔缺损伴肺动脉高压,经常自感胸闷、气促、心慌,并有口唇发绀,请思考该患者的缺氧类型。

2. 某患者血氧指标为:PaO_2 94mmHg,PvO_2 55mmHg,血氧容量 10.8ml/dl,动脉血氧饱和度 95%,动静脉血氧含量差 2.8ml/dl,此患者有何种类型缺氧并解释其原因和机制?

3. 脑作为生命器官,耗氧量最高,约为总量的 23%,但脑对缺氧的耐受性极差。根据所学知识讨论缺氧对脑有哪些影响?

(沈卫锋)

第12章

常见疾病

第一节　心血管系统疾病

心血管系统疾病包括心脏病和血管病,合称心血管病,其形态结构发生变化,常可导致功能改变,引起全身或局部血液循环障碍。目前,我国心血管疾病发病率稍低于发达国家,但高血压、脑卒中及冠心病的发病率和病死率正在逐年升高,已成为我国城乡居民最主要的死亡原因之一,严重危害人民健康。

一、动脉粥样硬化

动脉粥样硬化(AS)是以脂质在动脉内膜中沉积,继发性引起内膜灶性纤维性增厚及其深部成分坏死、崩解,形成粥样物而使动脉壁硬化,且可能致管壁痉挛为特征的一组全身性疾病。动脉粥样硬化是严重危害人类健康的常见病,多见于中、老年人,尤其以40~49岁最多。近年来,该病的发病率在我国有明显增加的趋势。

(一)病因及发病机制

动脉粥样硬化症是与血脂异常及血管壁结构改变有关的血管病变,其特点是血脂在动脉内膜中沉积,引起内膜增生,管壁增厚、变硬,继而深部组织坏死、崩解形成粥样斑块。

1. 高脂血症　主要是指血浆总胆固醇(TC)和(或)三酰甘油(TG)的异常增高。根据分子的大小,血浆脂蛋白可分为乳糜微粒(CM)、极低密度脂蛋白(VLDL)、低密度脂蛋白(LDL)、高密度脂蛋白(HDL)。其中LDL在血浆中的水平与动脉粥样硬化发病有密切关系,因为LDL含胆固醇多,分子较小,易透内皮细胞,加之血管壁对胆固醇的清除降低或超过清除能力,而沉积在内膜下。

2. 高血压 据统计,高血压病人的冠状动脉粥样硬化的发病率比同年龄同性别高 4 倍,病变发生要早且重。而发生部位主要位于血管分叉、弯曲等血流动力学易变的地方。可能是因为高血压时对血管壁的应力升高使透壁压升高,内皮细胞受损,通透性升高,LDL 易于进入内膜而发生沉积。

3. 吸烟 吸烟可破坏血管内皮细胞和导致血中 CO 浓度升高,LDL 易于进入内膜,此外,吸烟还可使血管中 LDL 易于氧化。

4. 能引起高脂血症的某些疾病 糖尿病能致高三酰甘油血症;甲状腺功能减退症与肾病综合征可引起高胆固醇血症,使血浆中 LDL 明显升高。

5. 遗传因素 冠心病的家族聚集现象说明遗传因素也是危险因素之一。目前已知约有 200 种基因对脂质的摄取、代谢和排泄产生影响。直接参与脂质代谢的载脂蛋白、酶、受体的基因均已被证实和定位。当这些基因及其产物发生变化,饮食结构不合理时,就易导致高脂血症。

6. 其他 年龄、性别、饮食结构、肥胖等因素在 AS 的发病过程中通过影响 HDL 和 LDL 的水平、动脉管壁结构改变等而发挥一定作用。

重点提示

各种致病因素一方面导致脂质代谢异常,出现高脂血症为 AS 的发生准备了物质条件。另一方面,损伤的血管内膜使通透性升高或内皮细胞损伤、凋亡、坏死、脱落等有利于脂质渗入内膜下,为 AS 的发生确立了结构基础。

(二)基本病理变化

动脉粥样硬化的基本病变是动脉内膜粥样斑块的形成。好发于大动脉(主动脉)和中动脉(冠状动脉、大脑中动脉等),根据粥样斑块形成的过程大致可分如下几个阶段。

1. 脂斑脂纹期 脂斑脂纹是动脉粥样硬化的早期病变。肉眼观:在动脉内膜表面可见长 1~5cm、宽 1~2mm 的微隆起、黄色的条纹(图 12-1)。镜下观:病灶处内膜下有大量泡沫细胞堆积,泡沫细胞呈圆形或梭形,体积较大,表面可有突起,胞质内有大量大小不一的脂质空泡。此外还可见较多的基质及少量炎症细胞浸润(图 12-2)。

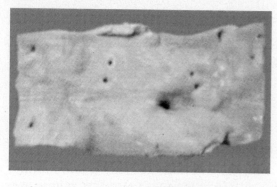

图 12-1 脂斑脂纹

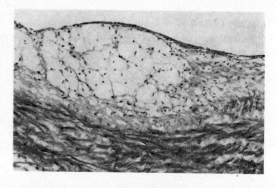

图 12-2 泡沫细胞

2. 纤维斑块期 当早期的脂纹未能消除,进一步发展成纤维斑块。肉眼观:初为灰黄色斑块,突出于内膜表面,后随着表面胶原纤维增多及玻璃样变性而转为瓷白色(图 12-3)。镜下观:斑块表面为一层纤维帽。纤维帽之下有不等量的增生的平滑肌细胞、巨噬细胞、泡沫细胞,以及细胞外脂质及基质(图 12-4)。

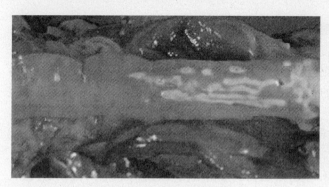

图 12-3 纤维斑块肉眼观

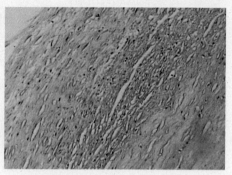

图 12-4 纤维斑块镜下观

3. 粥样斑块期 此在纤维斑块的基础上发展而来。纤维斑块深层组织坏死崩解,这些崩解物质与脂质混合成为糜粥样物质。肉眼观察:内膜表面明显隆起的灰黄色斑块,可压迫中膜使该处变薄,切面可见纤维帽深部有大量黄色粥样物质(图 12-5)。镜下观察:①表面的纤维帽呈玻璃样变性;②深部为大量无定形坏死物质,其内富含细胞外脂质,可见胆固醇结晶和钙盐等;③斑块底部和边缘出现肉芽组织;④外周见少量淋巴细胞浸润和泡沫细胞(图 12-6)。

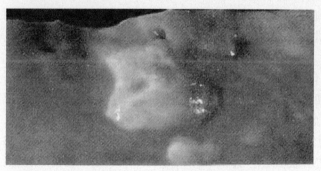

图 12-5 粥样斑块肉眼观

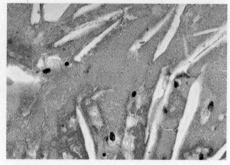

图 12-6 粥样斑块镜下观

4. 继发病变(复合性病变)

(1)斑块内出血:指斑块内新生的血管破裂或斑块内腔隙样破裂,形成斑块内血肿,斑块突然肿大,堵塞管腔,引起供血中断,其后血肿可机化。

(2)斑块破裂:纤维帽外周破裂,粥样物质进入血液,可造成血管栓塞。在斑块处则形成粥瘤性溃疡。

(3)附壁血栓形成:由于内皮损伤或粥瘤性溃疡而使胶原纤维暴露易于血栓形成,可造成管腔堵塞或脱落造成栓塞,也可机化再通。

(4)钙化:管壁结构、血流状态和血流速度等发生变化,有利于钙盐沉积于纤维帽或斑块内,使血管壁变硬、变脆。

(5)动脉瘤形成:在变薄的中膜处,由于血管内压力的作用,管壁发生局限性扩张形成动脉瘤。可破裂造成大出血。

(三)冠状动脉粥样硬化及冠状动脉粥样硬化性心脏病

冠状动脉粥样硬化好发于左前降支,其次为右主干、左主干或左旋支、后降支。特点是斑块呈多节段性,可融合,位于血管的心侧壁,病变处内膜呈新月形增厚,管腔偏心性狭窄。情绪激动、过度劳累、心肌肥大等增加心肌的负荷,耗氧剧增,而原有病变的冠状动脉供血不能相应增加,导致心肌缺血。

冠状动脉粥样硬化性心脏病,简称冠心病。冠心病的常见临床类型有心绞痛、心肌梗死及心肌纤维化和冠状动脉性猝死。

1. 心绞痛 是冠状动脉供血不足和(或)心肌耗氧量剧增使心肌急剧的暂时性缺血、缺氧所引起的临床综合征,是冠心病最常见的临床类型。典型临床表现是胸骨后或心前区阵发性的压榨感或紧缩感,常放射至左肩、左臂,持续数分钟,休息或用冠脉扩张药(硝酸酯制剂)可缓解临床症状。

心绞痛的发生除了有冠状动脉狭窄的病变基础外,常有明显的诱因,如劳累、情绪激动、紧张、暴食、寒冷等。发生机制是由于心肌缺血缺氧,心肌无氧代谢的中间产物(如乳酸、缓激肽)增加,刺激心内交感神经末梢,经传入神经传至大脑而产生痛觉。

临床上,对心绞痛患者一方面帮助稳定情绪,消除诱因,缓解疼痛。另一方面指导病人进行系统检查(如心电图)与治疗,学会自我预防及保健,加强身心护理,防止心肌梗死的发生。

2. 心肌梗死 指由于冠状动脉供血中断,引起心肌严重而持久的缺血、缺氧所致的心肌坏死。表现为剧烈而持久的胸骨后疼痛,休息或硝酸酯制剂不能缓解。临床特点有发热、白细胞数增多、红细胞沉降率加快、血清心肌酶活力增高及进行性心电图变化。常并发心律失常、左心衰竭及心源性休克。

心肌梗死属贫血性梗死,其病理变化是一个动态的演变过程。肉眼观,梗死灶不规则。一般梗死 6h 内无肉眼可见变化;6h 后,梗死灶呈苍白色;8~9h 呈土黄色,干燥,质硬,失去正常光泽;第 4 天时可在梗死灶周围出现充血出血带;第 7 天组织开始修复,肉芽组织长入梗死灶而呈红色;第 2~8 周梗死灶随着肉芽组织机化成瘢痕组织而呈灰白色。镜下观,心肌梗死 2h 以后,可看到心肌纤维呈波浪状;3h 后出现肌质不匀;8~9h 后,心肌纤维细胞出现核碎裂、核消失,肌质均质红染,间质水肿,少量中性粒细胞浸润;4 天后,在边缘充血带处,可见血管充血、出血,大量中性粒细胞浸润,部分心肌纤维肿胀,胞质内出现颗粒状物质,另一部分心肌细胞则脂肪变性,继而坏死呈空管状(图 12-7)。

心肌梗死起病较急,发展迅速,常可发生以下并发症:心律失常、心力衰竭及休克、心脏破裂、室壁瘤、附壁血栓形成、急性心包炎等。

心肌梗死的病变复杂,并发症多,病死率高,应积极预防和抢救,加强病情监护,消除患者的紧张、恐惧的不良心理,防止并发症的发生。康复后,指导患者学会自我保健,克服心理障碍,防止心肌梗死反复发作。

3. 心肌纤维化 系冠状动脉粥样硬化,引起心肌慢性持续性缺血缺氧所导致的结果。临

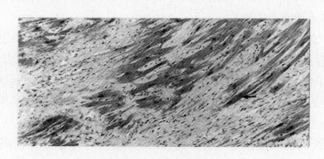

图 12-7　心肌梗死镜下观

床上可表现为心律失常或心力衰竭。肉眼观,心脏体积增大,心腔扩张;心室壁厚度可正常,伴有大量纤维瘢痕;心内膜增厚,失去光泽。镜下观,心肌细胞广泛地萎缩或脂肪变性,间质纤维组织反应性增生,邻近心肌广泛地、多灶性心肌纤维化。

4. 冠状动脉性猝死　较常见。多见于中年人,男女之比为 5:1,可见于两种情况:一是某种诱因所致,如饮酒、劳累、运动等。发作时,患者突然昏倒,四肢抽搐,小便失禁,呼吸困难,口吐白沫,迅速昏迷。如果发现及时,心肺复苏可挽救患者的生命,否则立即死亡或数小时后死亡。二是夜间睡眠中发生,无人察觉,失去抢救机会。

> **重点提示**
>
> 　　冠状动脉粥样硬化好发于左前降支,病变处动脉内膜呈新月形增厚,管腔偏心性狭窄,导致冠状动脉供血不足、心肌缺血;常见临床类型有心绞痛、心肌梗死及心肌纤维化和冠状动脉性猝死。

二、原发性高血压

原发性高血压是指病因不明,以体循环动脉血压持续升高为主要临床表现,以全身细小动脉硬化为病变基础的全身性疾病。常累及心、脑、肾等重要脏器,是我国最常见的血管疾病,也是最早确认的心身疾病之一。多发于中老年人,两性发病率无明显差别。参照 WHO 标准,我国成人高血压的诊断标准为:收缩压≥140mmHg(18.6kPa)和(或)舒张压≥90mmHg(12.0kPa)。

高血压根据病因可分为原发性高血压和继发性高血压。前者病因未明,后者原发病因明确,常为某些疾病(肾炎、肿瘤等)的一种体征。

(一)病因与发病机制

原发性高血压的病因及发病机制尚未完全清楚,现代医学认为,与心理、社会、生物等多因素有关。

1. 心理因素　原发性高血压患者常常表现为长期不良的心理状态和不良情绪反应(焦虑、抑郁、悲伤等);容易紧张、激动、具有内向的人格特征;不良的生活方式和生活习惯(如吸烟、高盐饮食等)。这些因素均不同程度影响个体的认知评价,产生相应的生理变化,进而导致心身疾病。

2. 社会因素　社会政治、经济文化、工作环境、人际关系、民族、职业、宗教等社会因素,通过影响人们的心理活动而产生疾病。

3. 遗传因素　原发性高血压患者具有明显遗传倾向,在同一家族中发病率较高。研究表明,原发性高血压存在多基因遗传缺陷,如原发性高血压病患者血管紧张素(AGT)编码基因有多种缺陷,且其子代可获得此缺陷基因的拷贝。另外,在原发性高血压病患者或有高血压家族史但血压正常者的血清中发现一种能抑制 Na^+-K^+-ATP 酶活性的激素样物质。与血压升高有一定关系。

4. 其他　年龄、低钙饮食、肥胖、糖尿病、肾内分泌失调等在原发性高血压的发病过程中可能有一定的关系。

(二)类型和病理变化

良性高血压起病较隐匿,早期多无典型症状,发展缓慢,病程较长,约占原发性高血压的95%,晚期常死于脑出血、心肌梗死。根据病程发展可分为 3 期。

1. 功能障碍期　是高血压的早期,此期的基本病变是全身细动脉和小动脉发生间歇性痉挛,临床血压表现为间歇性升高,血管痉挛时血压升高,痉挛解除后血压又可恢复正常,但心血管系统、脑、肾等器官无器质性改变。患者偶有头晕、头痛等症状。据临床资料显示,头痛多见于早晨,枕部较重,活动后可缓解。经适当心理治疗和护理,调整心身状态或休息,血压可恢复正常。

2. 动脉病变期　此期病变主要表现为细、小动脉硬化。

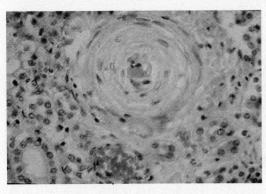

图 12-8　肾细小动脉硬化镜下观

(1)细动脉硬化:细动脉硬化表现为管壁玻璃样变性,是基本病理改变。可累及全身细动脉,但病变最严重且具有诊断意义的是肾入球动脉及视网膜中央动脉。由于细动脉持续性痉挛收缩,管内压升高,内皮细胞缺血、缺氧,发生变性、坏死,间隙扩大,血浆蛋白逐渐浸入内皮下,并沉积其间,刺激中膜平滑肌细胞分泌基质,进而形成玻璃样物质,压迫中膜,使中膜平滑肌细胞发生凋亡。镜下观,可在内皮与中膜间见红染、均质的玻璃样物质。随着疾病的发展,细动脉的管壁增厚,变脆、变硬,管腔狭窄,

最终发生细动脉硬化(图 12-8),此改变可在视网膜中央动脉上观察到,故眼底检查有助于高血压病的诊断。

(2)小动脉硬化:主要累及肾叶间动脉、弓形动脉及脑内小动脉等肌型动脉。病变表现为内膜和中膜胶原纤维、弹性纤维增生及中膜平滑肌细胞增生、肥大,内弹力膜分裂,使管壁增厚变硬,管腔狭窄。

3. 内脏病变期　是高血压晚期,由于血压持续升高,细、小动脉硬化,组织供血不足,导致多数内脏器官病变,其中主要的是心、脑、肾和视网膜。

(1)心脏的病变:早期,左心室因持续升高的外周阻力而导致压力负荷增加,为维持正常心排血量,心脏发生代偿性肥大,以增强心肌收缩力。肉眼观,心脏重量增加,多在 400g 以上,左心室壁增厚,可达 1.5~2cm,乳头肌和肉柱增粗变圆。镜下观,心肌细胞变粗、变长,核大、深染。当左心室肥大处于代偿期时,心肌收缩力增强,心室腔不发生扩张,甚至缩小,称为向心性肥大(图 12-9)。晚期,随着病变的发展,外周阻力进一步升高,超过心肌的代偿限度,肥大

的心肌细胞与间质的血管供血不相适应,加上常伴发冠状动脉粥样硬化,引起心肌供血不足,心肌收缩力逐渐下降,心室腔开始扩张,发生失代偿,称为离心性肥大(图 12-9)。发展到最后阶段可引起心力衰竭。

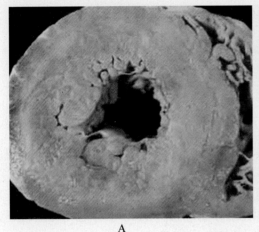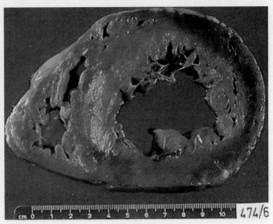

A   B

图 12-9　心肌肥大肉眼观

A. 向心性肥大　B. 离心性肥大

(2)脑的病变:高血压时,脑内细、小动脉发生硬化,可出现如下一系列变化。

1)脑出血:是高血压最严重的并发症和常见的死亡原因。出血部位主要位于基底节、内囊,其次是大脑白质、脑干、小脑等。出血区脑组织完全破坏,形成囊腔,腔内有大量的坏死脑组织和凝血块。

2)脑软化:脑内细小动脉硬化,管腔狭窄,所供血区域脑组织缺血,引起贫血性梗死,继而发生液化,形成脑软化。常为多发性和小灶性,又称微梗死灶。坏死组织被吸收,由胶质细胞增生修复。因病灶一般较小,不致引起严重后果。

3)高血压脑病:由于脑内细小动脉发生硬化,使血压骤升,导致以中枢神经系统功能障碍为主的症候群称之为高血压脑病。此时脑组织可发生水肿或点状出血。患者可表现颅内高压,头痛、呕吐、视力障碍及意识模糊等,甚至出现高血压危象。

4. **肾的病变**　表现为细动脉性肾硬化或原发性颗粒性固缩肾。肉眼观,双侧肾对称性、弥漫性病变,体积缩小,重量减轻,质硬,表面可见弥漫的细小颗粒,切面见肾皮质变薄(图 12-10)。镜下观,大部分肾小球入球动脉发生纤维化和玻璃样变性,管腔狭窄,相应肾小管发生萎缩、消失。部分健存的肾小球及肾小管代偿性肥大、扩张,突出肾的表面,形成肉眼可见的细小颗粒。间质有结缔组织增生和淋巴细胞浸润。

5. **视网膜的病变**　视网膜中央动脉的病变与原发性高血压各期变化基本一致,具有重要的

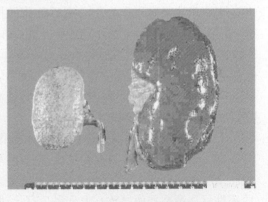

图 12-10　原发性颗粒性固缩肾肉眼观

临床意义。眼底镜检查发现视网膜动脉依次发生痉挛、迂曲;变硬、动静脉交叉处静脉受压;视网膜絮状渗出或出血;视盘水肿。

重点提示

良性高血压的基本病变是细、小动脉因玻璃样变性而硬化,导致动脉血压升高,晚期血压持续升高,组织供血不足,引起心、脑、肾和视网膜等脏器病变,其中脑出血是高血压最严重的并发症和常见的死亡原因。

三、心力衰竭

心力衰竭是指由于心脏泵功能障碍,以致心输出量减少,不足以适应全身组织代谢需要的一种病理过程。

心力衰竭时,由于心排血量不能适应静脉回流,故血液可在静脉系统中淤积。当心力衰竭呈慢性经过时,往往伴有血容量和组织间液的增多,并出现水肿,临床上称之为充血性心力衰竭。

重点提示

心功能不全与心力衰竭本质上是相同的,只是在程度上有所区别:心力衰竭一般是指心功能不全的晚期,患者有明显的心力衰竭的临床症状,而心功能不全则指病情从轻到重的全过程,包括没有心力衰竭症状的心功能不全代偿阶段。但是,在实际应用中,这两个概念往往又是通用的。

(一)原因和诱因

心力衰竭在临床上十分常见。它可既有心脏本身的疾病引起,也可继发于某些心外疾病如甲状腺功能亢进症、维生素 B_1 缺乏等。心力衰竭的病因可以概括为下述 3 类。

1. 心脏负荷加重　心脏的负荷可分为前负荷和后负荷两种,前负荷或容量负荷是指心脏在收缩之前所承受的负荷,相当于心脏舒张末期的容量,前负荷的大小决定了心肌收缩的初长度,后负荷或压力负荷是指心腔在收缩时所必须承受的负荷,相当于心腔壁在收缩时的张力,但一般常以主动脉压作为左心室后负荷的指标。心脏负荷过重是心力衰竭的常见原因。例如,在主动脉瓣狭窄,高血压病或肺动脉高压时,心脏后负荷过重,即压力负荷过重,即前负荷(容量负荷)过重、久之也能导致心力衰竭。在动静脉瘘或严重贫血时,心排血量长期增多,回心血量增多,故心脏所受的容量负荷也过重,因而也可引起心力衰竭。在这种情况下,一般都先发生心肌肥大等代偿适应性变化,从而使心功能可长期处于相对正常状态,最后则向代偿不全转化,而出现心力衰竭。

2. 心肌代谢障碍　心肌对氧的需求量很大,必须有充分的血液和氧的供给才能保持其正常功能。因此在严重或长期的缺血、缺氧时可发生心力衰竭。心肌供血不足最常见的原因是冠状动脉粥样硬化。此时,由于冠脉血流量减少,病变部位心肌供血相对或绝对不足,故心肌收缩性可逐渐减弱而导致心力衰竭。冠状动脉粥样硬化所引起的急性心肌梗死,也是心力衰竭的重要原因。在高血压病时,心肌代偿性肥大所致的心肌供血相对不足可能也是引起心力衰竭的因素之一。

此外严重的贫血和维生素 B_1 缺乏，也可分别引起心肌供氧不足和生物氧化过程的障碍，从而也可导致心力衰竭。

3. 弥漫性心肌病　心肌炎、退行性心肌病等原发性心肌病变时，可因肌原纤维受到损害而使心肌收缩性减弱。如果损害严重或发展迅速，可导致急性心力衰竭（如急性心肌炎时）；若损害较轻，或病变呈慢性经过时，则对损害的反应是心肌肥大等代偿适应性变化，因而在相当一段时间内心功能可处于相对正常状态，但在一定条件下，如在某些诱因的作用下，代偿状态可转向代偿不全而发生心力衰竭。

心力衰竭的诱因：促使心力衰竭发生的诱因很多。这些诱因基本上都是使心肌耗氧增加或供氧（供血）减少的因素，如感染（尤其是肺部感染）、体力负荷过重、妊娠、分娩、情绪激动、心率过快或过慢、血压过高或一过性降低、输液过多等都可促使代偿失调而导致心力衰竭。

(二) 分类

1. 根据心脏的受损部位分类

(1) 左心衰竭：主要是左心室搏出功能障碍，多见于冠状动脉粥样硬化性心脏病（冠心病）高血压病、主动脉瓣狭窄或关闭不全、二尖瓣关闭不全等。机体的病理变化是由心排血量减少以及肺部淤血、水肿所引起。

(2) 右心衰竭：主要是右心室搏出功能障碍，见于肺心病、三尖瓣或肺动脉瓣的疾病，并常继发于左心衰竭。此时心排血量减少，体循环淤血，静脉压增高，常伴有下肢水肿，严重时可发生全身性水肿。

(3) 全心衰竭：左、右心都发生衰竭称为全心衰竭。见于：①持久的左心衰竭可使右心负荷长期加重而导致右心衰竭；②心肌炎、心肌病等病变如发生于全心，亦可引起全心衰竭。

2. 根据发病的速度分类

(1) 急性心力衰竭：发病急骤。心输出量急剧减少，机体来不及充分发挥代偿作用。常可伴有心源性休克。常见原因为急性心肌梗死，严重的心肌炎等。

(2) 慢性心力衰竭：较常见，病人长期处于一种持续的心力衰竭状态，并伴有静脉淤血和水肿。常见原因为心脏瓣膜病、高血压病、肺动脉高压等。

3. 根据心力衰竭时心排血量的高低分类

(1) 低心排血量性心力衰竭：常见于冠心病、高血压病、心肌病、心脏瓣膜病等。此种病人在基础状态下心排血量即低于正常。

(2) 高心排血量性心力衰竭：继发于代谢增高或心脏后负荷降低的疾病如甲状腺功能亢进症、贫血、维生素 B_1 缺乏病（脚气病）和动静脉瘘等。在此种情况下，由于循环血量增多或循环速度加快，心室前负荷增加，心排血量代偿性地增高，心脏必须做更多的功，但心肌的能量供给却不足，故容易导致心力衰竭。发生心力衰竭时心排血量比心力衰竭以前有所降低，但可稍高于正常水平。然而，由于组织需氧量增高、外周血管扩张、动静脉短路等原因，这些病人的心排血量虽可比正常水平稍高。但组织的供氧量仍然不足。

(三) 心功能不全时机体代偿

心肌受损或心脏负荷加重时，体内出现一系列的代偿活动，通过这些代偿活动可使心血管系统的功能维持于相对正常状态。若病因继续作用，则经过相当时间，在一定条件下代偿状态可以向失代偿状态转化而出现力心衰竭。

1. 功能和代谢的代偿　①通过紧张源性扩张使心排血量增加。②通过心交感神经和肾上腺髓质释放儿茶酚胺增加使心肌收缩性加强、心率加快。③心外的代偿:心排血量不足时交感-肾上腺系统兴奋,外周小动脉的紧张性增加,有利于动脉血压维持在正常范围内;组织利用氧的能力增加心功能不全患者因血流变慢而发生循环性缺氧;红细胞增多缺氧又可使血液细胞数和血红蛋白量增多。

2. 形态结构的代偿——心肌肥大　心肌肥大主要是心肌细胞体积增大的结果。心肌细胞一般不发生增生,但有人报道,当心脏重量超过 500g 时,心肌纤维也可有数量的增多。单位重量肥大心肌的收缩性是降低的,但由于整个心脏的重量增加,所以心脏总的收缩力加强,因此肥大心脏可以在相当长时间内处于功能稳定状态,使每搏量和每分排血量维持在适应机体需要的水平,使病人在相当长时间内不致发生心力衰竭。所以心肌肥大是心血管系统疾病时起重要作用的一种代偿形式。当心血管疾病呈慢性经过时,心肌肥大出现在心力衰竭之前。在相当长的时间内,如数年甚至数十年内,心肌肥大可以代偿心脏的过度负荷或心肌损害,使心功能处于代偿阶段。

若病因历久而未能消除,上述各种代偿仍不足以克服心功能障碍,则心排血量将显著减少而出现心力衰竭的临床症状,此时心脏已从代偿状态发展到失代偿状态。

(四) 发病机制

1. 心肌能量代谢障碍

(1)能量生成(释放)障碍:心肌主要借各种能源物质包括脂肪酸,葡萄糖等的有氧氧化而获得能量。心肌细胞对氧的需要量很大,摄取能力很强,在正常静息情况下,冠状动静脉血氧含量差可高达 14ml/dl。可见,心肌氧供给不足或有氧氧化过程的障碍,均可使心肌细胞内能量生成不足而导致心肌收缩性减弱。

严重的贫血、冠状动脉硬化等所引起的心肌缺氧,是导致心肌细胞内能量生成不足的常见原因。维生素 B_1 缺乏时,由于焦磷酸硫胺素(丙酮酸脱羧酶的辅酶)生成不足,丙酮酸的氧化发生障碍,故也可引起心肌能量生成不足。肥大的心肌也可因心肌缺氧而导致能量生成不足。

(2)能量利用障碍:心肌细胞内氧化磷酸化过程中所产生的 ATP,在心肌兴奋-收缩耦联过程中受到肌球蛋白头部 ATP 酶的作用而水解,为心肌收缩提供能量。实验表明,部分动物的心肌由肥大转向衰竭时,心肌耗氧量和 ATP 含量并不减少而完成的机械功却显著减少,说明心肌利用 ATP 中的化学能作机械功的过程有障碍,即心肌的能量利用发生障碍。有人发现,随着心肌负荷过重而发生心肌肥大时,心肌收缩蛋白的结构发生变化,肌球蛋白头部 ATP酶的活性降低,ATP 水解发生障碍,因此能量利用发生障碍,心肌收缩性乃因而减弱。这种现象也可见于老年人及甲状腺功能减退者的心脏。关于心肌收缩蛋白质结构发生变化的机制尚未阐明。

2. 兴奋-收缩耦联障碍——Ca^{2+} 的运转失常　近年来,在心力衰竭的发病机制中,因 Ca^{2+} 运转失常引起的心肌兴奋-收缩耦联障碍,受到了很大重视。正常心肌在复极化时,心肌细胞内肌质网的 ATP 酶(钙泵)被激活,从而使胞质中的 Ca^{2+} 逆着浓度差被摄取到肌质网中储存;同时,另一部分 Ca^{2+} 则从胞质中被转运到细胞外,于是心肌细胞胞质 Ca^{2+} 浓度降低,心肌舒张。心肌除极化时,肌质网向胞质释放 Ca^{2+},同时又有 Ca^{2+} 从细胞外液进入胞质,因而胞质中 Ca^{2+}浓度增高,心肌收缩。心肌兴奋-收缩耦联障碍的发生机制主要有。

(1)肌质网摄取 Ca^{2+} 减少:有人发现,在过度肥大的心肌中,肌质网 ATP 酶的活性降低,因而在心肌复极化时肌质网摄取和储存 Ca^{2+} 的量减少,除极化时肌质网向胞质释放的 Ca^{2+} 也因之减少。由此所引起的心肌细胞除极化时胞质内 Ca^{2+} 浓度的低下可能是心肌收缩性减弱的重要原因。

另据报道,在肌质网摄取 Ca^{2+} 减少的同时,线粒体对 Ca^{2+} 摄取量增多,但线粒体在心肌除极化时向胞质释放 Ca^{2+} 的速度却非常缓慢。Ca^{2+} 在心肌细胞中这种异常的分布也是胞质 Ca^{2+} 浓度降低的一个原因。此外,还有人认为线粒体内 Ca^{2+} 的增多可引起氧化磷酸化脱耦联,从而使能量生成不足。

(2)酸中毒和高钾血症:Ca^{2+} 的运转也受 H^+ 和 K^+ 的影响。在心力衰竭时有一定程度的缺氧,故可有细胞外液 H^+ 和 K^+ 浓度的增高。细胞外液中的 K^+ 和 Ca^{2+} 在心肌细胞上有互相竞争的作用。当外液中 K^+ 浓度升高时,动作电位中 Ca^{2+} 内流就减少,因而心肌胞质中 Ca^{2+} 浓度降低,这也是引起心肌兴奋-收缩耦联障碍的一个因素。

(3)心肌内去甲肾上腺素含量减少:心肌内去甲肾上腺素含量减少时,心肌的兴奋-收缩耦联过程就可能发生障碍。肥大而衰竭的心肌内去甲肾上腺素含量减少,除了可能与合成减少有关外,还可能是由于消耗过多。这是因为心排血量减少时,交感神经的活动加强,故交感神经末梢包括心肌交感神经末梢释放去甲肾上腺素增多。

3. 心肌的结构破坏　严重缺血时的心肌坏死,以及急性炎症时的心肌变性、坏死等可导致心肌收缩蛋白大量破坏,从而引起心肌收缩性显著减弱。

心肌肥大是一种强有力的代偿形式,然而它不是无限度的,如果病因历久而不能被消除,则肥大心肌的功能便不能长期维持正常而终转向心力衰竭。慢性心力衰竭一般都是在心肌代偿性肥大的基础上逐渐发生发展的。

临床上心力衰竭的发生发展,往往是多种机制共同作用的结果。例如,贫血和维生素 B_1 缺乏主要引起心肌能量生成障碍,但当心肌因负荷加重而代偿性肥大,即发生心肌的不平衡生长时,又可发生心肌能量利用障碍和兴奋-收缩耦联障碍。高血压病慢性心瓣膜病引起心肌肥大时,固然以兴奋-收缩耦联障碍和能量利用障碍为主,然而在高度肥大的心肌中也可能存在着相对的缺血缺氧,因而也可有能量生成障碍。

(五)机体功能和代谢变化

心力衰竭时机体一系列功能代谢变化的根本原因在于心脏泵功能低下,其结果是心排血量减少,动脉系统充盈不足,静脉系统血液淤滞,于是各器官组织血流量不足,发生淤血、水肿和缺氧,并从而引起器官功能障碍和代谢紊乱。

1. 心血管系统的变化

(1)心功能的变化:是心力衰竭时最根本的变化,主要表现为心脏泵功能低下,从而可引起一系列血流动力学的变化。通常用于评价心脏泵功能的指标都发生显著的改变:心排血量减少;心脏指数降低;射血分数降低;心肌最大收缩速度减低等。

(2)动脉血压的变化:急性心力衰竭时,由于心排血量急剧减少,动脉血压可以下降,甚至可以发生心源性休克。但在慢性心力衰竭时。机体可通过窦弓反射使外周小动脉收缩和心率加快,以及通过血量增多等代偿活动,使动脉血压维持于正常水平。动脉血压的维持正常有利于保证心、脑的血液供应,故无疑有重要的代偿意义;然而,外周阻力的增高使心脏的后负荷加重,心率加快使心肌的耗氧量增多,血量的增多又使心脏的前负荷加重,这些又是对机体不利的。

（3）器官、组织血流量的改变——血液重分布：心排血量的减少，可使动脉系统充盈不足，同时又通过窦弓反射引起外周小血管收缩，故可使器官组织的血液量减少。由于各脏器的血管对交感神经兴奋的反应不一致，因而发生血液的重分布。心力衰竭时，肾的血流量减少最显著，其次是皮肤和肝等。在重度心力衰竭，肾血流量的减少可使肾小球滤过率减少 30% ~ 50%。正常人在运动时器官血液量一般都有增加或不减少，而心力衰竭患者在运动时肾、肝的血液量比在静息时更进一步地明显减少。由于交感神经兴奋时脑血管并不收缩而冠状血管反有所舒张，故脑和心脏的血液供应可不减少（指慢性心力衰竭患者动脉血压正常时）。这种血液的重分布具有重要的代偿意义。

（4）淤血和静脉压升高：心力衰竭时，由于钠、水潴留使血量增加，又因有关心腔舒张末期容积增大和压力升高以致静脉回流发生障碍，故血液在静脉系统中发生淤滞，并从而使静脉压升高。使静脉压升高的另一原因是交感神经的兴奋，因为交感神经兴奋时，不仅小动脉发生收缩，而且小静脉也发生收缩。左心衰竭引起肺淤血和肺静脉压升高，肺泡毛细血管压亦随之升高。严重时可导致水肿。肺淤血和肺水肿可引起呼吸困难、两肺出现湿啰音、咳粉红色泡沫痰甚至咯血等临床症状和体征。右心衰竭引起体循环淤血和静脉压增高。体循环淤血是引起许多器官功能代谢变化的重要原因。此外，淤血和静脉压升高也是引起心性水肿的重要原因之一。

2. 肺呼吸功能变化　肺呼吸功能的改变主要是左心衰竭时出现的呼吸困难。呼吸困难是一种主观的感觉。正常人在剧烈运动时可以发生呼吸困难，即首先是感觉到自己在呼吸，然后是感觉到呼吸费力，伴有"喘不过气"等一系列不适的感觉，左心衰竭较轻时，患者只是在体力活动时发生呼吸困难，称为劳力性呼吸困难；严重时患者在静息情况下也有呼吸困难，甚至不能平卧，必须采取坐位才能减轻呼吸困难。这就是所谓端坐呼吸。而且，患者还可以发生夜间阵发性呼吸困难。

3. 肝和消化系统功能的改变　肝和消化系统功能的障碍，主要由体循环静脉淤血所引起，当然也与这些器官的动脉血液的灌流不足有关。右心衰竭时肝因淤血而肿大，并可伴有压痛和上腹部不适感；长期肝淤血可引起肝脂肪变性，甚至引起黄疸和淤血性肝硬化。胰腺淤血和供血不足可影响其内分泌和外分泌功能，从而可使糖代谢和食物的消化发生障碍。胃肠道的淤血可引起食欲缺乏、消化和吸收不良以及胃肠道刺激症状如恶心、呕吐、腹泻等。

4. 肾功能的改变　左心衰竭和右心衰竭都可使肾血流量减少而导致少尿。尿钠含量低而比重高。除了在严重而持久的右心衰竭以外，肾功能仅有轻度的障碍，可伴有一定程度的氮质血症。

5. 水、电解质和酸碱平衡紊乱　心力衰竭时水、电解质平衡紊乱主要表现为钠、水潴留。钠、水潴留的机制在于：①肾小球滤过率减少：心排血量减少时，各器官中以肾血液量的减少最为显著，而右心衰竭引起的肾淤血，也可使肾血流量减少。肾血流量的减少即可使肾小球滤过率减少；②肾小管重吸收功能加强：心排血量减少以及通过窦弓反射使肾小血管收缩以致肾血流量减少时，可通过肾素-血管紧张素-醛固酮系统的激活和抗利尿激素的增多，通过肾内血流重分布，通过肾小球滤过分数的升高而使肾小管对钠、水的重吸收加强。上述两方面的因素，特别是肾小管重吸收功能的加强就可引起钠、水潴留。钠、水潴留一方面可引起血量增加，一方面也是导致心性水肿的重要因素之一。

心力衰竭时，体循环静脉淤血和血流速度减慢可引起循环性缺氧，肺淤血水肿则又可引起低氧血症性缺氧。缺氧往往引起代谢性酸中毒,而酸中毒和伴随发生的血钾升高又可进一步使心肌收缩性减弱。

(六)防治原则

1. 防治原发病

2. 消除诱因　对于心脏负荷已经过重或心肌已经受损的某些患者,体力活动过度紧张、疲劳、心率过快、异位心律、补液过多过快等均能诱发心力衰竭,应尽量消除这些因素。

3. 改善心功能　经过上述种种治疗,患者的心排血量有可能满足器官、组织的需要,心力衰竭的临床症状可以消失,但若病因未能去除,则在一定的诱因作用下,可以再次发生心力衰竭,而心力衰竭反复多次发生后,治疗效果可能不够理想。

讨论与思考

1. 男性患者,58岁,5年前诊断动脉粥样硬化,1天前夜间突发死亡。尸检发现心肌大面积梗死,冠状动脉有轻微动脉粥样硬化改变,请分析其死亡原因。

2. 以下哪一期是原发性高血压最关键的治疗时期? 并分析原因。
①功能障碍期;②动脉病变期;③器官病变期。

(卢桂霞)

第二节　呼吸系统疾病

学习要点

1. 大叶性肺炎、小叶性肺炎和呼吸衰竭的概念
2. 慢性支气管炎的病理变化及病理临床联系
3. 大叶性肺炎、小叶性肺炎的病理变化及病理临床联系
4. 呼吸衰竭的发生机制及对机体的影响

一、慢性支气管炎

慢性支气管炎是指发生于支气管黏膜及其周围组织的慢性非特异性炎症。临床主要表现为长期反复发作的咳嗽、咳痰或伴有喘息,上述症状每年至少持续3个月,连续2年以上,排除其他心肺疾病即可诊断为慢性支气管炎。晚期可并发慢性阻塞性肺气肿和慢性肺源性心脏病等。本病多见于老年人,好发于冬春季节,北方较南方多见。

(一)病因及发病机制

慢性支气管炎是多种因素长期综合作用所致,常见的病因有以下几个方面。

1. 理化因素　吸烟、大气污染、长期接触工业粉尘等因素与本病的发生和病情加重密切相关。特别是吸烟,香烟烟雾中含有焦油、尼古丁等多种有害物质,可削弱呼吸道的自净

和防御功能,引起腺体分泌亢进及小气道炎症。据统计,吸烟者比不吸烟者发病率高2～8倍。

2. 感染因素　呼吸道反复病毒、细菌感染是慢性支气管炎发病和加重的重要因素。通常认为,病毒感染引起支气管黏膜损伤和防御功能削弱,为寄生在呼吸道内的细菌继发感染创造了条件,主要致病菌有流感嗜血杆菌、肺炎链球菌、奈瑟球菌等。

3. 过敏因素　部分患者发病与机体对某些物质(如花粉、某些食物等)过敏有一定的关系。特别是喘息型慢性支气管炎,患者往往有过敏史,以脱敏为主的综合治疗,可取得较好的治疗效果。

(二)病理变化

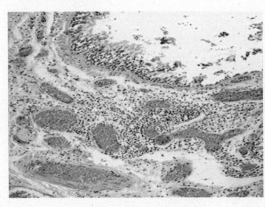

图 12-11　慢性支气管炎

慢性支气管炎是气道的慢性炎症,各级支气管均可受累。早期病变常起始于较大的支气管,随着病情进展,病变累及小支气管和细支气管。受累的细支气管越多,病变越重。主要表现有以下几个方面。

1. 黏膜上皮的损伤与修复　慢性支气管炎时,首先受损的是纤毛-黏液排送系统,黏膜上皮纤毛粘连、倒伏甚至脱失,上皮细胞变性、坏死、脱落(图 12-11),再生的上皮杯状细胞增多。若病变严重或持续过久,可发生鳞状上皮化生,严重影响纤毛-黏液排送系统功能。

2. 腺体的变化　呼吸道黏膜下层黏液腺泡增生、肥大,部分浆液腺泡发生黏液腺化生(图 12-12),黏液分泌亢进,潴留在支气管腔内易形成黏液栓,造成气道的完全或不完全阻塞,影响通气功能。

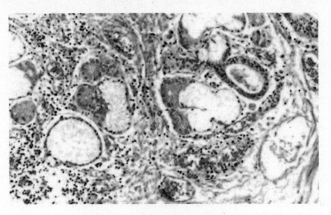

图 12-12　慢性支气管炎腺体增生

3. 支气管管壁病变　支气管管壁充血、水肿,淋巴细胞、浆细胞浸润;炎症反复发作,管壁周围平滑肌、弹性纤维断裂、萎缩,软骨可变性、萎缩、钙化甚至骨化等。

(三) 病理临床表现

慢性支气管炎的主要临床表现为咳嗽、咳痰、喘息,这是由于支气管黏膜受炎症刺激和分泌物增多的结果。痰液一般呈白色、黏液泡沫状、黏稠不易咳出,伴有细菌感染时,变为黏液脓性,且痰量增多。肺部可闻及干、湿啰音。少数患者因支气管痉挛或黏液分泌物阻塞而出现喘息症状。

(四) 结局和并发症

慢性支气管炎患者如能预防感冒,及时控制感染,注意锻炼身体,不仅能阻止病变的发展,还能促进病变组织的恢复;相反,如疾病长期拖延或反复发作,常可引起慢性阻塞性肺气肿、支气管扩张症及慢性肺源性心脏病等并发症。

1. 慢性阻塞性肺气肿 是慢性支气管炎最常见的并发症。慢性支气管炎时,由于炎症反复发作,可引起管壁增厚、炎性渗出物增多,造成细支气管不完全阻塞,产生"活瓣"作用。吸气时,细支气管扩张,气体尚能进入肺泡;呼气时,由于细支气管狭窄、阻塞和塌陷,气体不能充分排出,使肺泡残气量增多,久之导致末梢肺组织过度充气、膨胀,肺泡间隔断裂,形成肺气肿(图 12-13)。肺气肿病程进展缓慢。重度患者胸廓前后径增大,肋间隙增宽,形成桶状胸。

2. 支气管扩张症 支气管扩张症是以肺内支气管持久性扩张伴管壁纤维性增厚为特征的慢性呼吸道疾病,多继发于慢性支气管炎。呼吸道的反复感染可损伤支气管壁的支撑组织。吸气时,管腔因受牵拉作用而扩张;呼气时,因管壁弹性减弱而不能完全回缩。同时,周围肺组织的慢性炎症和纤维化对管壁的牵拉,

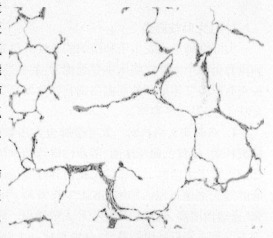

图 12-13 慢性阻塞性肺气肿
注:肺泡明显扩张,肺泡间隔变窄并断裂,相邻肺泡互相融合成较大的囊腔

以及咳嗽时支气管内压力增高等,促使支气管呈持续性扩张,管腔内常因分泌物潴留而继发化脓性感染。患者常有慢性咳嗽、大量脓痰、咯血、胸痛等症状。

3. 慢性肺源性心脏病 简称肺心病,以慢性支气管炎并发慢性阻塞性肺气肿引起最常见,占 80%~90%,其次为支气管哮喘、支气管扩张症等。这些疾病可引起肺通气和换气功能障碍,使肺组织长期处于慢性缺氧状态,引起肺小动脉痉挛,肺循环阻力增加,形成肺动脉高压。上述疾病还可造成肺毛细血管床减少,肺小动脉管壁增厚、管腔狭窄和闭塞,进一步增加肺循环阻力和肺动脉高压,最终导致右心室肥大、扩张。临床表现除原发疾病的症状和体征外,逐渐出现呼吸功能不全和右心衰竭的表现,如气促、呼吸困难、心悸、发绀、肝大、全身淤血和下肢水肿等。

通常以肺动脉瓣下 2cm 处右心室壁厚度超过 0.5cm(正常为 0.3~0.4cm)作为病理学诊断肺心病的标准。

重点提示

慢性支气管炎的临床特点是咳、痰、喘，黏膜和腺体分泌功能亢进是患者出现咳嗽、咳痰症状的病理学基础；慢性支气管炎可发展为肺气肿和慢性肺源性心脏病。

二、肺　炎

肺炎为呼吸系统的常见病、多发病，是指肺的急性渗出性炎症。由于致病因素和机体反应性不同，肺炎的病变特点和累及范围也不一致。按照病因学分类，可分为细菌性肺炎、病毒性肺炎、支原体性肺炎等；按病变部位和累及范围可分为大叶性肺炎、小叶性肺炎和间质性肺炎等。

(一) 大叶性肺炎

大叶性肺炎是发生于肺组织的急性纤维素性炎症。病变起始于肺泡，可迅速扩展到一个肺段乃至整个大叶。临床主要表现为：起病急、寒战、高热、胸痛、咳嗽、咳铁锈色痰、呼吸困难，检查有肺实变体征和外周血白细胞计数增高等。典型的大叶性肺炎病程为7~10d。患者多为青壮年，好发于冬春季。

1. 病因及发病机制　大叶性肺炎大多数(90%以上)由肺炎链球菌引起，此外，少数可由肺炎杆菌、金黄色葡萄球菌、溶血性链球菌和流感嗜血杆菌等引起。肺炎链球菌为口腔及鼻咽部的正常寄生菌群。当机体抵抗力和呼吸道防御功能下降时(如受寒、感冒、过度疲劳、酗酒、麻醉等)，细菌可侵入肺泡，迅速生长繁殖，引起肺组织的变态反应，导致肺泡壁毛细血管扩张、通透性增高，浆液和纤维素等大量渗出。病原菌随炎性渗出物一起通过肺泡间孔或呼吸性细支气管向邻近肺组织蔓延，从而形成一个肺段乃至整个大叶的病变。

2. 病理变化及病理临床联系　大叶性肺炎病变多累及一个肺段或肺叶，多见于两肺下叶，以左肺多见。典型的自然发展过程大致可分为以下4期。

(1) 充血水肿期：发病后第1~2天。肉眼观察：病变肺叶肿大，暗红色。镜下观察：肺泡壁毛细血管扩张充血，肺泡腔内有较多的浆液性渗出物，其中混有少量红细胞、中性粒细胞和巨噬细胞(图12-14)。此期渗出物中常可检出肺炎链球菌。

临床上，因毒血症患者表现为寒战、高热，外周血白细胞计数增高，常出现咳嗽、咳白色或淡红色泡沫样痰。X线检查病变区呈片状淡薄而均匀的阴影。

(2) 红色肝样变期：发病后第3~4天。肉眼观察：病变的肺叶肿大，呈暗红色，质地变实如肝，故称红色肝样变期。镜下观察：肺泡壁毛细血管进一步扩张充血，肺泡腔内充满大量红细胞和纤维素、少量中性粒细胞和巨噬细胞(图12-15)。肺泡腔内纤维素交织成网，并通过肺泡间孔与相邻肺泡中的纤维素网相连。纤维素网即能限制细菌的扩散，又有利于吞噬细胞吞噬病原菌。此期渗出物中仍可检出大量肺炎链球菌。

临床上，毒血症状仍可持续。患者常咳铁锈色痰，这是由于肺泡腔内红细胞被巨噬细胞吞噬、崩解后，形成含铁血黄素混入痰中所致。病变波及胸膜时引起纤维素性胸膜炎，患者常感到胸痛。如肺实变范围较大，肺泡的通气和换气功能下降，患者可出现发绀及呼吸困难等缺氧症状。患侧肺呈实变体征，X线检查呈大片均匀致密阴影。

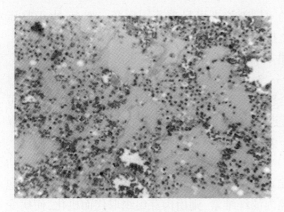

图 12-14　充血水肿期

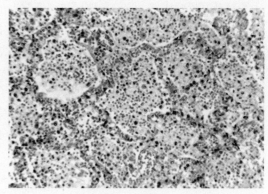

图 12-15　红色肝样变期

注:肺泡腔内充满大量红细胞和纤维素

> **重点提示**
>
> 患者此时出现的铁锈色痰具有临床诊断意义。

（3）灰色肝样变期:发病后第 5~6 天。肉眼观察:病变肺叶仍然肿大,但充血消退,呈灰白色,质实如肝,故称灰色肝样变期。镜下观察,肺泡腔内渗出的纤维素进一步增多,纤维素丝穿孔现象更明显。纤维素网中有大量中性粒细胞,红细胞大部分已崩解消失。肺泡壁毛细血管因受压而狭窄、闭塞（图 12-16）。此期肺炎链球菌大部分已被消灭,故渗出物中不易检出细菌。

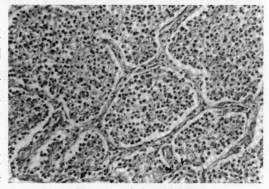

图 12-16　灰色肝样变期

注:肺泡腔内有大量纤维素和中性粒细胞渗出

患者临床症状开始减轻,缺氧状况有所改善,痰由铁锈色逐渐转变成黏液痰。叩诊、听诊及 X 线检查所见与红色肝样变期基本相同。

> **重点提示**
>
> 灰色肝样变期中,若中性粒细胞渗出过少或其释放的蛋白溶解酶不足则会导致肺肉质变。

（4）溶解消散期:约在发病后第 7 天进入此期,可持续若干天。肉眼观察:病变肺叶质地变软,颜色逐渐恢复正常。镜下观察:肺泡腔内渗出的纤维素逐渐被中性粒细胞崩解释放的蛋白溶解酶溶解,溶解的纤维素由淋巴管吸收或由气道咳出而消散。病变肺组织逐渐恢复正常的结构和功能(图 12-17)。

临床表现为体温降至正常,症状、体征逐渐消失。由于渗出物的溶解、液化,患者痰量增多。X 线检查可见病变区呈散在不规则片状阴影,逐渐减退直至消失。

大叶性肺炎在上述各期病变的发展演变是一个连续的过程,彼此间无绝对界限,同一肺叶

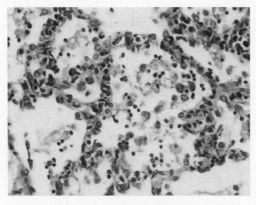

图 12-17 溶解消散期

的不同部位亦可呈现不同病变。如今,由于临床上抗生素的广泛应用,大叶性肺炎的病程缩短,上述 4 期的典型病变已不多见。

3. **结局和并发症** 大叶性肺炎患者经及时合理治疗后,绝大多数可痊愈。病愈后,肺组织可完全恢复其正常结构和功能。少数患者可出现以下并发症。

(1)肺肉质变:若中性粒细胞渗出过少或功能缺陷,释放的蛋白溶解酶不足以完全溶解肺泡腔内的纤维素,则由肉芽组织取代而机化,使病变肺组织呈褐色肉样外观,称肺肉质变。

(2)肺脓肿及脓胸:多见于金黄色葡萄球菌和肺炎链球菌混合感染引起的肺炎。

(3)败血症或脓毒败血症:见于严重感染时,细菌侵入血流大量繁殖所致。

(4)感染性休克:是大叶性肺炎较为严重的并发症,病死率较高。

重点提示

大叶性肺炎的基本病变是纤维素性炎,其并发症主要是肺肉质变,也称机化性肺炎。

(二)小叶性肺炎

小叶性肺炎是以细支气管为中心、以肺小叶为单位的急性化脓性炎症,病变多起始于细支气管,并向其周围肺组织蔓延,又称为支气管肺炎。多见于小儿、年老体弱及久病卧床者。

1. **病因及发病机制** 小叶性肺炎常为多种细菌混合感染所致,通常为口腔或上呼吸道内致病力较弱的常驻寄生菌,如肺炎链球菌、葡萄球菌、流感嗜血杆菌、肺炎杆菌、铜绿假单胞菌、大肠埃希菌等。当机体抵抗力下降,呼吸系统防御功能减弱时,这些细菌就可侵入细支气管及肺泡,引起小叶性肺炎。因此,小叶性肺炎常常是某些疾病的并发症,如流行性感冒、百日咳、麻疹、手术后、昏迷、麻醉等。

2. **病理变化** 小叶性肺炎的病变特征是以细支气管为中心的肺组织化脓性炎症。

肉眼观察:两肺表面及切面均可见散在的灰黄色实变病灶,尤以两肺下叶和背侧多见,直径多为 0.5~1cm(相当于肺小叶范围),形状不规则。病灶中央可见受累的细支气管,挤压有脓性渗出物溢出。严重者病灶互相融合成片,形成融合性小叶性肺炎。一般不累及胸膜。

镜下观察:典型的小叶性肺炎,病灶内细支气管壁壁充血、水肿、中性粒细胞浸润、黏膜上皮坏死、脱落,支气管管腔及其周围的肺泡腔充满中性粒细胞、脓细胞和脱落的上皮细胞。病灶附近的肺组织充血,肺泡扩张,呈不同程度的代偿性肺气

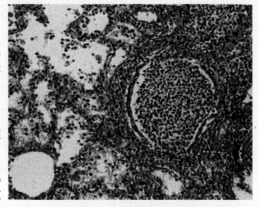

图 12-18 小叶性肺炎

注:病灶内细支气管及肺组织以中性粒细胞为主的渗出物

肿(图 12-18)。

3. 病理临床联系　小叶性肺炎患者的临床表现取决于不同的病因、肺组织的损伤程度和病变范围。支气管黏膜受炎症和渗出物的刺激,可有咳嗽、咳痰,痰液常为黏液脓痰。因病灶较小且散在分布,因此除融合性小叶性肺炎外,肺实变体征一般不明显。听诊可闻及散在的湿啰音。X 线检查可见两肺散在的、不规则斑点状或小片状阴影。

4. 结局和并发症　小叶性肺炎经及时治疗,多数可以治愈。但婴幼儿、老年人或继发于其他疾病的小叶性肺炎预后较差。常见的并发症有呼吸衰竭、心力衰竭、肺脓肿、脓胸、支气管扩张症等。

重点提示

大叶性肺炎与小叶性肺炎的区别见表 12-1。

表 12-1　大叶性肺炎与小叶性肺炎的区别

项目	大叶性肺炎	小叶性肺炎
病因	肺炎链球菌,原发	混合感染或毒力弱的球菌,多为继发
好发人群	青壮年	小儿、老人、体弱者
开始部位	肺泡	细支气管
病变范围	肺大叶	肺小叶
病变性质	纤维素性炎	化脓性炎
肺泡破坏	(-)	(+)
X 线片	大片致密阴影	散在分布的斑点状阴影
并发症	少见	多见

(三)间质性肺炎

间质性肺炎是发生在支气管、细支气管管壁,小叶间隔及肺泡壁等肺间质的炎症。多由肺炎支原体和病毒感染引起。

1. 支原体肺炎　是由肺炎支原体引起的一种急性间质性肺炎。本病多见于儿童和青少年,秋、冬季节发病率较高。肺炎支原体借飞沫经呼吸道传播。

(1)病理变化:肺炎支原体侵犯呼吸道可引起整个呼吸道炎症。肉眼观察:病变呈局灶性分布,常累及一侧肺组织,以下叶多见。因病变在肺间质,故无明显实变区,胸膜常不被累及。切面无或仅有少量红色泡沫样液体溢出。镜下观察:病变区肺泡间隔明显增宽,充血、水肿,有大量淋巴细胞、单核细胞浸润。肺泡腔内通常无渗出物或仅有少量混有单核细胞的浆液渗出。小支气管、细支气管壁及其周围组织也常有淋巴细胞、单核细胞浸润。

(2)病理临床联系:患者起病较急,多有发热、头痛、咽痛、全身不适等一般症状。支气管和细支气管因受炎症刺激而出现剧烈咳嗽,可伴气促和胸痛,肺泡腔内因渗出物少而无痰或仅有少量黏液痰。听诊可闻及干、湿啰音。X 线检查显示斑片状较浅阴影。临床上以患者痰液、鼻分泌物及咽拭子培养出肺炎支原体而确诊。本病预后良好,自然病程 2 周左右,患者可痊愈。

2. 病毒性肺炎　常因上呼吸道病毒感染向下蔓延所致,常见的病毒为流感病毒、腺病毒、呼吸道合胞病毒、麻疹病毒、巨细胞病毒等，可由两种以上病毒混合感染或继发细菌感染引起。病毒通过飞沫传播，以儿童多见，婴儿和老年人病情较重。一般为散发，冬春季多见。

（1）病理变化：病毒性肺炎表现为急性间质性肺炎。肉眼观察：病变常不明显，肺组织因充血、水肿而体积轻度增大。镜下观察：主要表现为支气管和细支气管管壁、小叶间隔等肺间质充血、水肿，淋巴细胞、单核细胞浸润，致使肺泡间隔明显增宽，但肺泡腔内一般无渗出物。严重者除肺间质的病变外，支气管、细支气管上皮可见灶性坏死，肺泡腔内可出现炎性渗出物及少量红细胞。有些病毒性肺炎在肺泡腔面形成一层红染的膜样物，即透明膜形成。细支气管及肺泡上皮细胞也可增生，并可在其细胞质或胞核内见病毒包涵体。发现病毒包涵体是诊断病毒性肺炎的重要依据。

（2）病理临床联系：病毒性肺炎临床症状轻重不等。由于病毒血症，患者可出现发热、头痛、乏力等全身中毒症状。因炎症刺激支气管壁，患者出现剧烈咳嗽，而痰量较少。因肺间质炎性渗出影响气体交换功能，患者可出现发绀、呼吸困难等缺氧表现。严重病例，肺部可出现实变体征，甚至导致心力衰竭和中毒性脑病等。

严重急性呼吸综合征（SARS）是近年来出现的一种传染性很强的急性呼吸系统疾病。我国医学专家将其命名为"传染性非典型性肺炎"。SARS 是由冠状病毒亚型变种引起的，主要通过近距离空气飞沫和密切接触传播，传染性极强。SARS 的病变特点为急性非特异性间质性肺炎伴透明膜形成，特征为弥漫性肺泡损伤，该病若能及时发现并进行有效治疗多可治愈，重症患者可因呼吸衰竭而死亡。

> **重点提示**
>
> 间质性肺炎多由肺炎支原体和病毒感染引起，其病变特点是肺间质的炎症。

三、呼吸衰竭

呼吸是指机体与外界环境进行气体交换的过程。完整的呼吸过程包括外呼吸、气体在血液中的运输和内呼吸 3 个环节。

呼吸衰竭是指各种原因所致的外呼吸功能严重障碍，导致动脉血氧分压 $[Pa(O_2)]$ 降低，伴有或不伴有动脉血二氧化碳分压 $[Pa(CO_2)]$ 升高的病理过程。判断呼吸衰竭的主要血气标准是 $Pa(O_2)$ 低于 60mmHg，伴有或不伴有 $Pa(CO_2)$ 高于 50mmHg。

> **重点提示**
>
> 正确把握呼吸衰竭的判断标准：必须是在海平面大气压下，于静息条件下呼吸室内空气，测得动脉血 $Pa(O_2)<60$mmHg 伴有或不伴有 $Pa(CO_2)>50$mmHg，并排除心内解剖分流和原发性心排血量降低等致低氧因素之后方可诊断呼吸衰竭。

呼吸衰竭的分类：根据血气变化特点，把呼吸衰竭分为 I 型（低氧血症型）和 II 型（低氧血症伴高碳酸血症型），前者仅有 $Pa(O_2)$ 降低，后者 $Pa(O_2)$ 降低同时伴有 $Pa(CO_2)$ 升高；根据发病机制不同，为通气性呼吸衰竭和换气性呼吸衰竭；根据原发病病变部位不同，为中枢性呼吸衰竭和外周性呼吸衰竭；根据病程发展经过，分为急性呼吸衰竭和慢性呼吸衰竭。

(一)病因及发病机制

外呼吸包括肺通气和肺换气两个过程,因此,凡能引起肺通气或肺换气功能障碍的因素均可导致呼吸衰竭,其发病机制包括以下几个方面。

1. 肺通气功能障碍 正常成人静息时肺通气量为 $6\sim8L/min$,其中无效腔通气约占 30%,肺泡通气量约为 $4L/min$,肺泡通气量是有效通气量。因此,除无效腔通气量增加可直接减少肺泡通气量外,各种原因引起的肺通气功能障碍均可导致肺泡通气量不足。根据肺通气功能障碍的发生机制不同,分为限制性通气不足和阻塞性通气不足。

(1)限制性通气不足:呼吸运动和肺泡扩张受限所引起的通气不足称为限制性通气不足。常见的原因如下:①呼吸肌活动障碍:呼吸中枢抑制和损伤、外周神经损伤以及呼吸肌病变均可导致呼吸动力减弱,以至肺泡通气不足。如使用过量镇静药、脑外伤、重症肌无力、多发性神经炎、低钾血症等。②胸廓或肺顺应性降低:顺应性是弹性阻力的倒数,表示肺与胸廓扩张的难易程度。弹性阻力增大则顺应性降低,肺和胸廓不易扩张。胸廓的顺应性降低见于严重的胸廓畸形、胸膜纤维化、多发性肋骨骨折等;肺的顺应性降低见于严重的肺纤维化或肺水肿等引起的肺泡表面活性物质减少等。

(2)阻塞性通气不足:由于气道狭窄或阻塞,使气道阻力增加而引起的通气不足称为阻塞性通气不足。根据呼吸道狭窄和阻塞的部位分类如下:①中央气道阻塞,指气管分叉处以上的气道阻塞。若阻塞位于胸外(如喉头水肿、声带麻痹等),吸气时气道内压降低,可使气道狭窄加重;呼气时则因气道内压升高使阻塞减轻,故患者表现为吸气性呼吸困难(图 12-19)。若阻塞位于中央气道的胸内部位(如气道内异物),吸气时由于胸膜腔内压降低使气道内压大于胸膜腔内压,阻塞减轻;呼气时由于胸膜腔内压上升压迫气管,使气道阻塞加重,患者表现为呼气性呼吸困难(图 12-20)。②外周气道阻塞,指内径<2mm 的细小支气管阻塞,常见原因有慢性支气管炎、支气管哮喘等。细小支气管充血、水肿、痉挛以及分泌物增加可致管腔狭窄、气道阻力增加,患者主要表现为呼气性呼吸困难(图 12-21)。

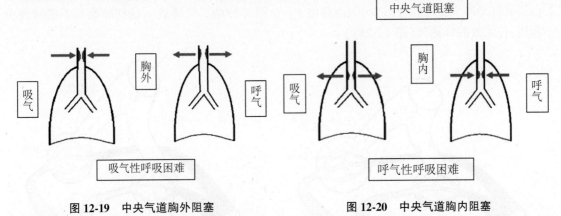

图 12-19 中央气道胸外阻塞　　　　　图 12-20 中央气道胸内阻塞

无论是限制性通气不足还是阻塞性通气不足,均可使肺泡通气量减少,流经肺的血液不能充分进行气体交换,导致 $Pa(O_2)$ 降低并伴有 $Pa(CO_2)$ 升高,发生 II 型呼吸衰竭。

2. 肺换气功能障碍 肺换气是指肺泡气与肺泡毛细血管内血液进行的气体交换。换气功能障碍包括弥散障碍、肺泡通气量与血流比例失调及解剖分流增加。

(1)弥散障碍:气体交换是一个物理弥散过程,其弥散的速度取决于肺泡膜面积和厚度、

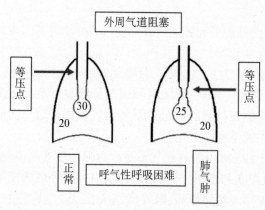

图 12-21　外周气道阻塞

肺泡与血液间的气体分压差、气体的溶解度等。①肺泡膜面积减少:正常成人肺泡膜总面积约80m²,静息时参与换气的面积仅为 35~40 m²,可见肺泡膜的储备量很大。因此,只有当肺泡膜面积减少50%以上时,才会发生换气功能障碍。常见于肺实变、肺不张、肺叶切除、肺气肿等。②肺泡膜厚度增加:肺泡膜虽然有6层结构,但总厚度不到1μm,正常情况下气体交换可迅速完成。当肺水肿、肺透明膜形成、肺纤维化时,肺泡膜增厚、弥散距离增大、弥散速度减慢导致气体弥散障碍。气体弥散障碍,可使 $Pa(O_2)$ 降低而 $Pa(CO_2)$ 正常。这是由于二氧化碳的弥散能力比氧大20倍,二氧化碳的排出不易受影响。有时因缺氧引起的过度换气还可使二氧化碳排出过多,致使 $Pa(CO_2)$ 降低。因此,单纯弥散障碍常引起 I 型呼吸衰竭。

(2)肺泡通气与血流比例失调:有效的肺换气不仅需要肺泡有足够的通气量和充分的血流量,还取决于两者的比例。正常成人每分钟肺泡通气量(V_A)约为4L,每分钟肺血流量(Q)约为5L,即静息时通气/血流(V_A/Q)约为0.8,此时气体交换的效率最高。肺泡通气与血流比例失调,是肺部疾病引起呼吸衰竭最常见、最重要的机制。

1)部分肺泡通气不足:支气管哮喘、慢性支气管炎、阻塞性肺气肿等引起的阻塞性通气不足以及肺水肿、肺不张、肺纤维化等引起的限制性通气障碍,病变处肺泡通气量明显减少,但肺泡血流量可正常,使 V_A/Q 明显降低,造成流经这部分肺泡的静脉血未经充分氧合就掺入动脉血内,类似于动-静脉短路,称功能性分流(图 12-22)。

2)部分肺泡血流不足:肺动脉栓塞、肺血管收缩、DIC 等可造成部分肺泡血流量明显减少,由于其肺泡通气量未相应减少,因而肺泡 V_A/Q 明显升高。气体进入这些肺泡后不能被充分利用,称无效腔样通气(图 12-23)。

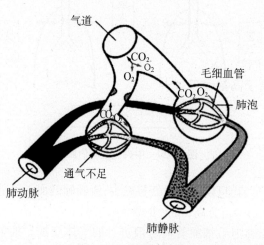

图 12-22　功能性分流

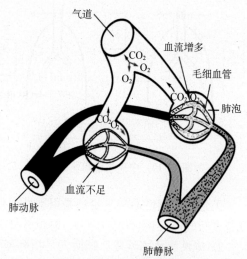

图 12-23　无效腔样通气

肺泡通气与血流比例失调引起的呼吸衰竭通常是Ⅰ型呼吸衰竭,严重时也可为Ⅱ型呼吸衰竭。

(3)解剖分流增加:在生理情况下,肺内还存在解剖分流,即一部分静脉血直接经支气管静脉、动静脉吻合支流入肺静脉,但其分流量仅占心排血量的2%~3%。解剖分流的血液完全未经气体交换过程,称为真性分流。在严重创伤、烧伤、重度休克等病理情况下,肺内动-静脉吻合支大量开放,使解剖分流明显增加,静脉血掺杂异常增多,导致$Pa(O_2)$明显降低,引起呼吸衰竭。

在呼吸衰竭发生机制中,单一因素导致的呼吸衰竭并不多见,往往是几种因素同时存在或相继发挥作用。

(二)机体的功能和代谢变化

呼吸衰竭所致的低氧血症和高碳酸血症,以及由此所引起的酸碱平衡和电解质代谢紊乱,可导致全身各个系统的功能和代谢发生改变。

1. 酸碱平衡及电解质代谢紊乱

(1)酸碱平衡紊乱:Ⅱ型呼吸衰竭时,因CO_2潴留可引起呼吸性酸中毒,同时因严重缺氧可引起代谢性酸中毒。Ⅰ型呼吸衰竭,缺氧可引起代谢性酸中毒,因缺氧出现代偿性过度通气,CO_2排出过多而导致呼吸性碱中毒。

(2)电解质代谢紊乱:呼吸衰竭时常伴有电解质代谢紊乱,主要表现为血钾升高和血氯降低,可引起严重后果。酸中毒时K^+向细胞外转移可引起血清K^+浓度升高。呼吸性酸中毒时,红细胞内HCO_3^-生成增多,HCO_3^-与细胞外Cl^-交换使Cl^-转移到细胞内,另外酸中毒时肾泌NH_3、泌H^+增加,使NH_4Cl排出增加,以上因素均使血Cl^-降低。

2. 呼吸系统变化　呼吸系统的变化主要受原发疾病、低氧血症和高碳酸血症的影响。

引起呼吸衰竭的呼吸系统疾病本身也会导致呼吸运动的变化。如中枢性呼吸衰竭时,呼吸浅而慢或出现呼吸节律紊乱,如潮式呼吸、间歇样呼吸、抽泣样呼吸、叹气样呼吸等。阻塞性通气障碍时,胸外气道阻塞表现为吸气性呼吸困难;胸内气道阻塞表现为呼气性呼吸困难。呼吸肌收缩功能和肺的顺应性降低所致限制性通气障碍时,呼吸浅而快。

当$Pa(O_2)<60mmHg$时,可通过刺激颈动脉体和主动脉体外周化学感受器(其中主要是颈动脉体化学感受器),反射性地兴奋呼吸中枢,使呼吸加深加快;但当$Pa(O_2)<30mmHg$时,可直接抑制呼吸中枢。$Pa(CO_2)$升高主要作用于中枢化学感受器,使呼吸中枢兴奋,但严重的CO_2潴留,$Pa(CO_2)>80mmHg$时,反而抑制呼吸中枢,此时呼吸中枢的兴奋主要依赖于低氧对外周化学感受器的刺激。如果此时给予高浓度氧吸入,缺氧完全纠正后反而导致呼吸进一步抑制,使病情恶化,因此,严重的Ⅱ型呼吸衰竭患者,采取控制性氧疗,吸入较低浓度的氧(30%左右)。

3. 循环系统变化　一定程度的$Pa(O_2)$降低和$Pa(CO_2)$升高,可兴奋心血管运动中枢和交感神经,使心率加快,心肌收缩力增强,外周血管收缩,加之呼吸运动增强使静脉回流增加,引起心排血量增加。同时,皮肤、腹腔内脏血管收缩,有利于保证心、脑的血液供应。但是,严重的缺氧和二氧化碳潴留可直接抑制心血管中枢和心脏活动,使血管扩张(肺血管除外),导致血压下降,心肌收缩力减弱,心律失常等严重后果。

缺氧和二氧化碳潴留可使肺小动脉收缩导致肺动脉高压,增加右心负荷,引起右心衰竭。

4. 中枢神经系统变化 中枢神经系统对缺氧最敏感,$Pa(O_2)$降至60mmHg时,可出现智力和视力减退,降至40~50mmHg或以下时,就会引起一系列神经精神症状,如头痛、烦躁不安、精神错乱、嗜睡甚至惊厥、昏迷等。$Pa(CO_2)$超过80mmHg,可出现头痛、头晕、烦躁不安、言语不清、精神错乱、抽搐、扑翼样震颤、嗜睡、昏迷等,称二氧化碳麻醉。这种由呼吸衰竭引起的脑功能障碍称为肺性脑病。

5. 肾功能变化 呼吸衰竭时,缺氧和二氧化碳潴留可引起肾小动脉收缩,肾血流量减少,肾小球滤过率降低。轻者尿中出现蛋白、红细胞、白细胞及管型等,严重者可出现少尿、氮质血症、代谢性酸中毒等急性肾衰竭的表现。

重点提示

低氧血症和高碳酸血症引起呼吸系统与循环系统变化的机制。

(三)防治原则

1. 防治原发病、去除诱因 针对引起呼吸衰竭的原发病进行治疗。呼吸系统感染是呼吸衰竭的常见诱因,应积极预防和控制感染。

2. 改善肺通气 清除呼吸道分泌物、解除支气管痉挛、控制呼吸道感染,必要时使用呼吸兴奋药、建立人工气道和给予机械通气等。

3. 合理给氧 呼吸衰竭时应及时纠正缺氧,提高$Pa(O_2)$水平。Ⅰ型呼吸衰竭患者可吸入高浓度氧(一般不超过50%),Ⅱ型呼吸衰竭患者宜吸较低浓度的氧(30%左右),使$Pa(O_2)$上升到60mmHg即可。

4. 改善内环境及重要器官功能 及时纠正水、电解质和酸碱平衡紊乱,预防并发症,维护心、脑、肾等重要器官的功能。

讨论与思考

1. 大叶性肺炎的红色肝样变期与灰色肝样变期哪期缺氧较明显? 为什么?

2. 患者男性,25岁,工人,3天前淋雨后感到头痛发冷,服用感冒药后无明显好转,体温逐渐升高,并出现咳嗽,咳铁锈色痰,胸部刺痛。查体:体温39.6℃,脉搏126次/分,呼吸27次/分,血压100/70mmHg。血常规检查:白细胞$12×10^9/L$,中性0.86,胸部X线检查提示右下肺阴影。请根据所学知识回答以下问题。

(1)患者为何出现以上临床表现?

(2)本病例诊断为何病? 有何依据?

(3)主要并发症有哪些?

(赵清秀)

第三节 消化系统疾病

学习要点

1. 消化性溃疡病的病理变化、病理临床联系及并发症
2. 病毒性肝炎的传播途径、病理变化及病理临床联系
3. 肝硬化的概念、病理变化及病理临床联系
4. 肝性脑病的概念、发病机制、诱因

一、消化性溃疡

消化性溃疡是指胃和十二指肠黏膜形成慢性溃疡为特征的一种常见病。多见于青壮年（20~45岁），男性多于女性。其病因及发病机制与胃液的自我消化作用有关。临床上，十二指肠溃疡比胃溃疡多见，前者约占70%，胃和十二指肠溃疡同时存在的复合性溃疡病约占5%。

(一)病因及发病机制

消化性溃疡的病因及发病机制尚未完全明确，一般认为与下列因素有关。

1. **胃酸过多** 胃液中胃酸和胃蛋白酶的消化作用一直被认为是溃疡病形成的重要因素。

2. **胃黏膜屏障被破坏** 某些药物，如非甾体抗炎药（阿司匹林、布洛芬等）、胆汁反流、粗糙及刺激性食物、饮料等对胃黏膜的损伤，削弱了黏膜的防御和修复功能，易于形成溃疡。

3. **幽门螺杆菌感染** 研究确认幽门螺杆菌感染与溃疡病的发生关系密切。临床应用根除幽门螺杆菌治疗后，可明显降低溃疡病的复发。

4. **神经内分泌功能失调** 过度紧张、情绪激动等精神因素与消化性溃疡的发生有关。

5. **遗传因素** O型血、家族中有患消化性溃疡者患病率高。

(二)病理变化

胃溃疡多发生在胃小弯侧近幽门处，约75%分布在胃窦部。十二指肠溃疡多发生在十二指肠球部，以前壁及后壁多见。

1. **肉眼观** 胃溃疡多为一个，圆形或椭圆形，直径一般在2cm以内，边缘整齐，如刀割状，底部平坦，周围黏膜皱襞呈放射状（图12-24）。十二指肠溃疡形态与胃溃疡相似，直径多在1cm以内，溃疡较浅，易愈合（图12-25）。

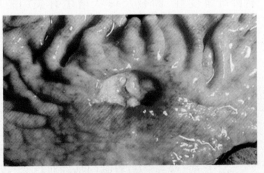

图12-24 胃溃疡肉眼观

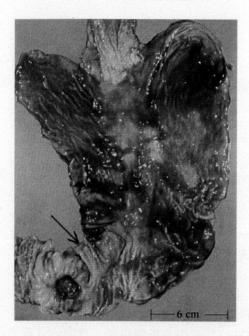

$\longmapsto 6\,cm \longmapsto$

图 12-25　十二指肠溃疡肉眼观

重点提示

溃疡型胃癌一般比较大,直径>2cm,边缘不整齐,多呈皿状或火山口状,底部凹凸不平伴明显出血,周围皱襞呈结节状肥厚。学习时应注意观察与良性溃疡的区别。

2. 镜下观　溃疡缺损常穿越黏膜下层,甚至达肌层、浆膜层。底部由内向外分为 4 层结构:炎性渗出层、坏死组织层、肉芽组织层和瘢痕组织层。瘢痕底部小动脉常有动脉内膜炎,造成溃疡不易愈合,但却可防止溃疡血管破裂、出血。溃疡病疼痛多与溃疡底部神经节细胞和神经纤维变性、断裂及球状增生有关(图 12-26)。

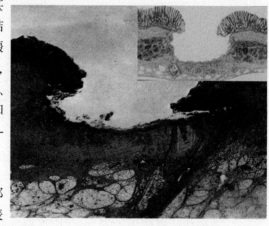

图 12-26　消化性溃疡镜下观

(三)病理临床联系

1. 反复发作,周期性上腹部疼痛　疼痛部位多位于上腹中部、偏右或偏左。胃溃疡常表现为饭后疼痛(饱痛),与胃酸刺激溃疡局部末梢神经和胃壁平滑肌痉挛有关。十二指肠溃疡常表现为饭前疼痛(饥饿痛)和夜间疼痛,多与迷走神经兴奋性增高刺激胃酸分泌增多有关。

2. 反酸、嗳气　与胃幽门括约肌痉挛、胃内食物排出受阻,滞留胃内食物发酵以及胃逆蠕动等有关。

3. X 线胃肠钡剂检查　可见龛影(图 12-27)。

(四)结局及并发症

1. 愈合　如果溃疡病变停止,则通过肉芽组织增生形成瘢痕组织填充溃疡缺损,溃疡面则由周围黏膜上皮再生覆盖修复愈合(图 12-28)。

2. 并发症

(1)出血(10%~35%患者):最常见。如溃疡底部毛细血管破裂,患者大便潜血试验常阳性。如溃疡底部大血管破裂,患者可出现呕血、柏油便,严重者甚至失血性休克。

(2)穿孔(约 5%患者):十二指肠溃疡较胃溃疡更易发生穿孔。穿孔后,胃或十二指肠内容物漏入腹腔,可引起腹膜炎。

(3)幽门梗阻(约 3%患者):经久不愈的溃疡形成的大量瘢痕挛缩,引起幽门狭窄。

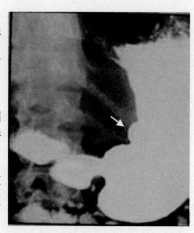

图 12-27　X 线—龛影

(4)癌变:胃溃疡癌变发生率一般低于 1%,十二指肠溃疡几乎不发生癌变。

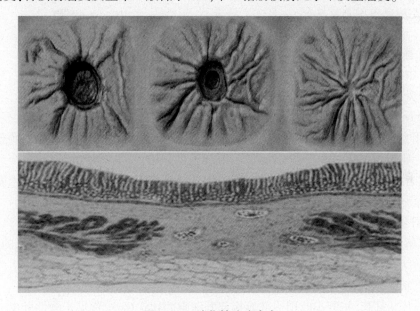

图 12-28　消化性溃疡愈合

二、病毒性肝炎

病毒性肝炎是由一组肝炎病毒引起的,以肝细胞变性、坏死为主要病变的常见传染病。病毒性肝炎发病率高,流行地区广泛,不同年龄及性别均可罹患,严重危害人类健康。

(一)病因及传播途径

目前已知的肝炎病毒有甲型(HAV)、乙型(HBV)、丙型(HCV)、丁型(HDV)、戊型(HEV)及庚型(HGV)6 种,分别引起不同类型的病毒性肝炎。各类型肝炎病毒传播途径不尽相同,其传播途径及特点,见表 12-2。

表 12-2 各类型肝炎病毒及其肝炎特征

肝炎病毒类型	病毒性质	传播途径	转为慢性肝炎
HAV	单链 RNA	肠道	无
HBV	DNA	输血,注射,密切接触	5% ~ 10%
HCV	单链 RNA	输血,注射,密切接触	>70%
HDV	缺陷性 RNA,	输血,注射,密切接触(复合 HBV 感染)	同时感染<5%重叠感染 80%
HEV	单链 RNA	肠道	无
HGV	单链 RNA	输血,注射	无

重点提示

传染科医护人员存在感染风险,加之社会上有些人对病毒性肝炎存在不正确的认识,因此传染科护士要设身处地为病人着想,尊重他们的人格和权利,做好心理护理。同时,医护人员要树立牢固无菌观念,防止交叉感染。

(二)基本病理变化

各型病毒性肝炎均属变质性炎症,其病理变化基本相同。都以肝细胞变性、坏死为主,伴不同程度炎细胞浸润、肝细胞再生和间质反应性增生。

1. 肝细胞变性、坏死

(1)肝细胞变性:①细胞水肿,最常见的病变。镜下肝细胞体积增大、胞质疏松呈网状、半透明,称为胞质疏松化。病变进一步发展,肝细胞体积增大,呈圆球形,胞质完全透明,称气球样变。②嗜酸性变,肝小叶内散在发生,累及单个或数个肝细胞。镜下肝细胞因胞质脱水,体积缩小,呈强嗜酸性均质红染。

(2)肝细胞坏死

1)溶解性坏死:由气球样变发展而来。不同类型的病毒性肝炎肝细胞坏死的范围和分布不同,可分为(图 12-29)以下几种。

A. 点状坏死,指单个或数个肝细胞的坏死,常见于急性普通型肝炎。

B. 碎片状坏死,指肝小叶周边部界板部肝细胞的灶状坏死,常见于慢性肝炎。

C. 桥接坏死,指肝小叶中央静脉与汇管区间,或两个中央静脉间,或两个汇管区间出现的相互连接的坏死带,常见于中度和重度慢性肝炎。

D. 大片坏死,指几乎整个肝小叶的肝细胞坏死,常见于重型肝炎。

2)凋亡:由嗜酸性变发展而来,胞质近一步浓缩,核也浓缩消失,仅剩深红色浓染的圆形小体,称为嗜酸性小体(凋亡小体)。

2. 炎性细胞浸润 肝小叶内或汇管区内散在淋巴细胞和单核细胞浸润。

3. 肝细胞再生和间质反应性增生

(1)肝细胞再生:再生的肝细胞体积大、核大深染,可见双核。如坏死严重,再生的肝细胞呈团块状排列,称为结节状再生。

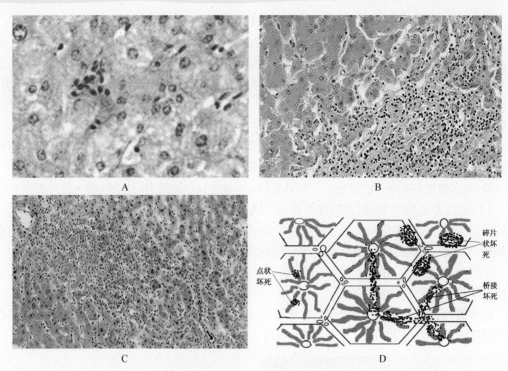

图 12-29 不同种类肝细胞坏死
A. 点状坏死;B. 肝细胞大片坏死;C. 桥接坏死;D. 溶解性坏死示意图

（2）间质反应性增生:①库普弗细胞增生,进入肝血窦变为吞噬细胞参与炎性细胞浸润;②间叶细胞和成纤维细胞增生,参与损伤的修复。此外,还可见小胆管增生。

> **重点提示**
>
> 病毒性肝炎的基本病理变化包括肝细胞的变性与坏死、肝细胞再生、间质反应性增生及淋巴细胞和单核细胞浸润,但以肝细胞变性与坏死为主。不同类型的病毒性肝炎肝细胞坏死的范围和分布不同。

（三）类型、病理变化及病理临床联系

根据肝炎病毒的类型不同,病毒性肝炎分为甲型、乙型、丙型、丁型、戊型及庚型。临床病理类型有普通型和重型两种类型,见表 12-3。

表 12-3 病毒性肝炎的临床病理类型

普通型病毒性肝炎	急性普通型	黄疸型
		非黄疸
	慢性普通型	轻度慢性肝炎
		中度慢性肝炎
		重度慢性肝炎
重型病毒性肝炎	急性重型肝炎	
	亚急性重型肝炎	

1. 普通型病毒性肝炎　分为急性和慢性两种。

(1)急性普通型肝炎:最常见。临床又分为黄疸型和无黄疸型。我国无黄疸型居多,主要为乙型病毒性肝炎。黄疸型肝炎病变重,多见甲型、丁型和戊型肝炎。

病理变化:肉眼观,肝大,质地软,表面光滑。镜下观,肝细胞广泛变性,以点状坏死为主。肝细胞坏死轻微,可见散在点状坏死与嗜酸性小体(图12-30)。肝小叶和汇管区内轻度炎性细胞浸润。黄疸型肝细胞坏死稍多,毛细胆管内常有淤胆和胆栓形成。

临床病理联系:肝体积增大,包膜紧张,出现肝区疼痛。肝细胞坏死,造成肝细胞内酶释放入血,血清谷丙转氨酶(SCPT)升高,肝功能异常。病变严重者,出现黄疸。

结局:多数患者6个月内治愈。乙型肝炎(5%~10%)、丙型肝炎(约70%转为慢性肝炎)。

(2)慢性普通型肝炎:病程持续半年以上者即为慢性肝炎。引起肝炎慢性化的因素有:感染的病毒类型、机体的免疫状态、治疗不当、营养不良、饮酒、服用对肝有损伤的药物、同时患其他传染病等。根据坏死、炎症及纤维化的程度,分为以下3型。

①轻度慢性肝炎:肝细胞点状坏死,偶见轻度碎片状坏死,汇管区炎性细胞浸润,周围少量纤维组织增生,肝小叶结构完整。

②中度慢性肝炎:肝细胞变性、坏死明显,中度碎片状坏死,可见桥接坏死,肝小叶内有纤维间隔形成,小叶结构大部分完整(图12-31)。

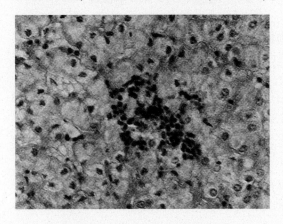

图12-30　急性普通型病毒性肝炎

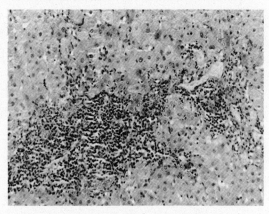

图12-31　中度慢性普通型病毒性肝炎

③重度慢性肝炎:重度碎片状坏死及大范围桥接坏死,坏死区肝细胞不规则再生,纤维间隔明显并分割肝小叶。

结局:晚期逐步发展为肝硬化。如肝细胞出现大片新鲜坏死,即转变为重型肝炎。

2. 重型病毒性肝炎　最严重的肝炎类型,较少见。根据起病急缓及病变轻重程度,分为急性重型和亚急性重型肝炎。

(1)急性重型肝炎:少见,起病急,病程短,病死率高。临床又称暴发型、电击型或恶性肝炎。

病理变化:肉眼观,肝体积明显缩小,重量减轻至600~800g,被膜皱缩,质地柔软,切面呈黄色或红褐色。又称急性黄色肝萎缩或急性红色肝萎缩(图12-32)。镜下观,肝细胞弥漫性大片坏死,仅肝小叶周边残存少许变性的肝细胞。肝窦扩张充血,甚至出血,库普弗细胞增生肥大,吞噬活跃。肝小叶内及汇管区大量淋巴细胞、巨噬细胞浸润。残存的肝细胞再生现象不明显(图 12-33)。

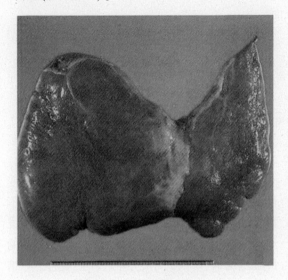

图 12-32　急性重型肝炎

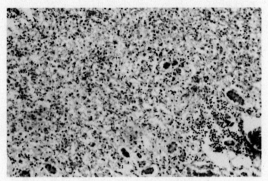

图 12-33　急性重型肝炎

病理临床联系:大量肝细胞坏死,导致患者出现黄疸、出血倾向和肝衰竭(肝性脑病)。此外,还可诱发肾衰竭(肝肾综合征)。

结局:多数患者短期内死亡。主要死亡原因为肝衰竭(肝性脑病),其次为消化道大出血及 DIC 等。部分病例转为亚急性重型肝炎。

(2)亚急性重型肝炎:病程较长(数周至数月),多数由急性重型迁延而来,少数由普通型肝炎恶化而来。

病理变化:肉眼观,肝体积缩小,包膜皱缩,质地软硬程度不一。部分区域结节状。切面坏死区呈红褐色或土黄色,再生结节呈黄绿色。镜下观,主要为肝细胞大片坏死,伴肝细胞结节状再生。陈旧病变区纤维组织增生明显。

结局:如及时恰当治疗,病变可停止发展并治愈。多数发展转变为坏死后性肝硬化。

重点提示

病毒性肝炎分为普通型肝炎和重型肝炎。普通型肝炎分为急性肝炎和慢性肝炎,重型肝炎又分为急性重型肝炎和亚急性重型肝炎。

三、肝 硬 化

肝硬化是由于多种病因引起的以肝细胞弥漫性变性、坏死,纤维组织增生和肝细胞结节状再生,3 种病变反复交替进行,最终导致肝变形、变硬的一种慢性肝疾病。发病年龄为 20-50 岁,男女发病率无显著性差异。

肝硬化的国际形态分类为:大结节型、小结节型、大小结节混合型及不完全分割型。我国常结合病因、病变特点及临床表现将肝硬化分为:门脉性肝硬化、坏死后性肝硬化、胆汁性肝硬化、寄生虫性肝硬化等。本节主要介绍最常见的门脉性肝硬化。

(一) 病因及发病机制

尚未完全明确,常见的病因有以下几个方面。

1. **病毒性肝炎** 我国肝硬化的主要原因,尤其乙型和丙型病毒性肝炎与肝硬化发生密切相关。

2. **慢性酒精中毒** 欧美国家肝硬化的主要原因。长期酗酒使肝细胞发生脂肪变性,进而酒精性肝炎,最终演变为肝硬化。

3. **营养不良** 食物中长期缺乏胆碱和蛋氨酸,可发展为肝硬化。

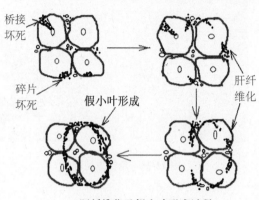

肝纤维化及假小叶形成过程

图 12-34 肝纤维化及假小叶形成过程

4. **有毒物质损害** 如四氯化碳、辛可芬、黄曲毒素等可引起中毒性肝炎,演变为肝硬化。

以上各种因素均可引起肝细胞弥漫性变性、坏死。损伤的肝细胞通过再生修复形成不规则的再生肝细胞结节,肝内广泛增生的纤维组织向肝小叶内伸展、分割肝小叶、包绕再生的肝细胞结节,形成假小叶,导致肝正常的小叶结构破坏、肝内血液循环改建,最终使肝变形、变硬形成肝硬化(图 12-34)。

(二) 病理变化

1. **肉眼观** 早期肝体积正常或稍大,重量增加,质地正常或稍硬。晚期肝体积明显缩小、重量减轻,质地变硬。表面和切面可见弥漫性小结节,结节直径多为 0.15～0.5cm,大小相仿,周围包绕灰白色纤维条索(图 12-35)。

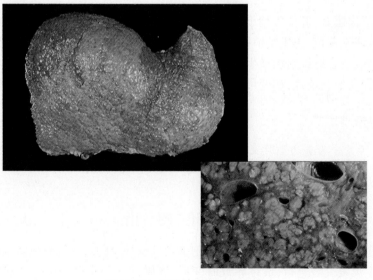

图 12-35 门脉性肝硬化肉眼观

2. **镜下观** 正常肝小叶结构破坏,被假小叶取代,是肝硬化的主要形态学标志。假小叶的特征:①再生肝细胞排列紊乱,细胞体积大,核大且染色深,可有双核,除再生肝细胞外,还可见变性、坏死的肝细胞;②中央静脉缺如、偏位或多个(图12-36);③包绕假小叶的纤维间隔较窄,内有少量炎性细胞浸润,可见小胆管增生。

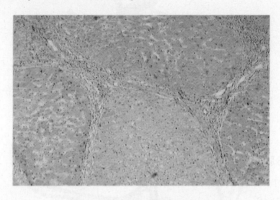

图12-36　门脉性肝硬化镜下观

重点提示

　　肝硬化后期肝体积缩小,重量减轻,表面结节状,肝变形、变硬;镜下变化的特点是正常的肝小叶结构被破坏,假小叶形成。

(三)病理临床联系

1. 门脉高压症　广泛纤维组织增生和假小叶形成,造成肝内血循环障碍,使门静脉压力增高,患者出现一系列症状和体征,表现如下。

(1)脾淤血肿大:肉眼观,脾大、重量增加。镜下观,脾窦扩张,窦内皮细胞增生、肿大,纤组织增生。常伴有脾功能亢进症,出现血细胞减少。

(2)腹水:呈淡黄色、透明状漏出液。腹水形成的原因有:①门静脉高压使门脉系统毛细血管流体静压增高,液体漏入腹腔;②肝功能障碍,肝合成白蛋白减少,使血浆胶体渗透压降低,组织液生成增多;③肝对醛固酮、抗利尿激素灭活减少,引起水、钠潴留。

(3)侧支循环形成:门静脉压力增高时,部分门静脉血绕过肝脏经门-体静脉吻合支回流入上、下腔静脉,形成侧支循环(图12-37)。主要的侧支循环及其并发症有以下几种。①食管下段静脉丛曲张:门静脉血液经胃左冠状静脉,食管静脉丛、奇静脉流入下腔静脉,造成食管下段静脉曲张。常因进食坚硬、粗糙食物或腹压增高时发生破裂出血,是肝硬化患者死亡的常见原因之一。②直肠静脉丛曲张:门静脉血液经肠系膜下静脉、直肠静脉丛、髂静脉流入下腔静脉,引起直肠静脉丛曲张。易形成痔核,便秘时易发生便血,长期可致贫血。③脐周静脉曲张:门静脉血液经脐静脉、脐周静脉、腹壁上(下)静脉流入上(下)腔静脉,引起脐周静脉曲张。出现"海蛇头"现象。

(4)胃肠淤血、水肿:胃肠静脉回流受阻所致,影响消化与吸收,患者常有消化不良、腹胀等症状。

2. 肝功能障碍　主要因肝细胞反复受损引起,临床表现有以下几个方面。

(1)血浆白蛋白合成障碍:肝细胞受损,合成白蛋白减少,同时刺激免疫系统合成球蛋白增多,导致血清白/球蛋白比例下降或倒置。

(2)出血倾向:表现为皮肤、黏膜和皮下出血。主要由于肝合成凝血因子减少,其次与脾

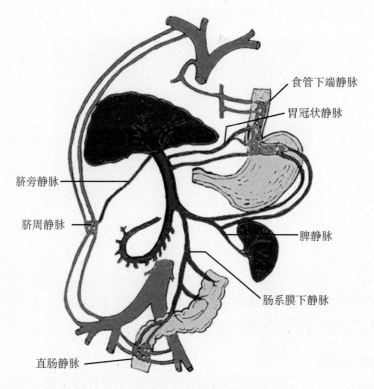

食管下端静脉

胃冠状静脉

脐旁静脉

脐周静脉

脾静脉

肠系膜下静脉

直肠静脉

图 12-37　门脉高压时侧支循环示意图

大、亢进、血小板破坏过多有关。

（3）对雌激素灭活作用减弱：因肝细胞损伤，体内雌激素水平升高，可引起末梢小动脉扩张，使患者出现"肝掌"（图 1-38）（手掌潮红）和"蜘蛛痣"（图 12-39）（患者颈部、胸部和面部出现蜘蛛状血管痣）。部分男性患者乳房发育、睾丸萎缩，女性患者出现月经失调、不孕等。

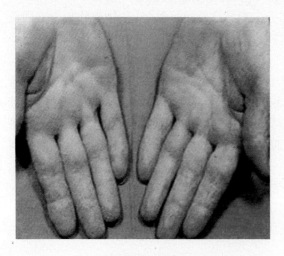

图 12-38　肝掌

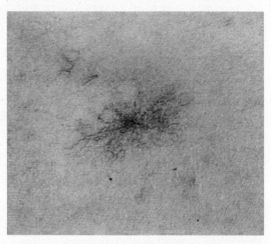

图 12-39　蜘蛛痣

（4）黄疸：主要与肝细胞坏死及毛细胆管淤胆有关。

（5）肝性脑病（肝昏迷）：是肝硬化最严重的后果和主要死亡原因。

（四）结局及并发症

早期肝硬化，如能及时消除病因，积极治疗，病变可趋静止。晚期肝硬化常因肝功能代偿失调而预后不良，死亡的主要原因有肝性脑病、食管下端静脉曲张破裂大出血、继发感染等。

> **重点提示**
>
> 上消化道大出血是肝硬化患者常见的并发症和主要死亡原因，护理人员应加强患者的自我健康管理，患者如有头昏、心慌等应立即卧床休息。避免劳累，饮食忌粗糙、过热、辛辣以免损伤食管黏膜，忌饮酒。避免剧烈咳嗽、打喷嚏、便秘及用力排便，以免增高腹内压。

四、肝性脑病

肝性脑病指继发于肝功能障碍的一系列神经精神综合征。临床表现为可逆性的人格改变、智力减退、意识障碍等，晚期可发生不可逆性肝昏迷，甚至死亡。

（一）肝性脑病的分类与分期

根据肝异常和神经病学症状和体征及病程，肝性脑病分为 3 个类型：A 型（急性肝衰竭相关性脑病）、B 型（无内在肝病的门体旁路相关性脑病）和 C 型（肝硬化伴门脉高压或门体分流相关脑病）。

临床根据神经精神症状轻重分为 4 期：一期（前驱期），轻微的精神症状和扑翼样震颤；二期（昏迷前期），明显人格改变、行为异常、感知障碍等，扑翼样震颤明显；三期（昏睡期），表现为昏睡，但可唤醒；四期（昏迷期），不能唤醒，无扑翼样震颤。

（二）肝性脑病的发病机制

肝性脑病的发病机制尚未完全阐明。其发生主要与脑组织的功能和代谢障碍有关。目前，肝性脑病发病机制的学说主要有氨中毒学说、假性神经递质学说、氨基酸失衡学说、γ-氨基丁酸学说（GABA 学说）。

1. **氨中毒学说**　临床研究发现，约 80% 肝性脑病患者血及脑脊液中氨（NH_3）水平升高，且采用降氨治疗后有效，为氨中毒学说提供了充分的依据。

（1）血氨升高的原因

1）氨清除不足：主要是肝受损时鸟氨酸循环障碍，氨合成尿素经肾排出减少；其次门-体静脉侧支循环形成时，来自肠道的氨可绕过肝直接进入体循环，是引起血氨升高的主要原因。

2）氨生成增多：主要来源于肠道产氨。肠道内的蛋白质、弥散入肠道的尿素、上消化道出血（肝硬化合并食管下端静脉破裂）、滞留的食物等在肠道细菌的作用下分解产氨增多。此外，肌肉组织在收缩活动增强时也可使产氨增多。

重点提示

清除肠道积食、积血或其他含氮物质,有助于减少肠道产氨。同时,因 NH_3 偏弱碱性,降低肠腔内 pH,可减少氨的吸收。灌肠时应避免使用碱性硬脂酸钠,改用 0.9% 的氯化钠溶液或弱酸性溶液灌肠。

(2)氨对脑的毒性作用:血氨增高,氨通过血脑屏障入脑增多。通过以下作用致使中枢神经系统功能紊乱。①氨使脑内神经递质发生改变:兴奋性递质(谷氨酸、乙酰胆碱)减少,抑制性递质(谷氨酰胺、γ-氨基丁酸)增多;②干扰脑细胞能量代谢:脑组织能量 ATP 生成减少且消耗增加,使脑组织能量严重不足;③干扰神经细胞膜 Na^+-K^+-ATP 酶活性,影响细胞膜电位、细胞的兴奋和传导活动。

2. 假性神经递质学说 当肝功能严重障碍或门-体静脉侧支循环形成,尤其门脉高压胃肠淤血时,肠道内的蛋白质在细菌作用下分解产生大量苯乙胺和酪胺,经体循环进入脑内,进一步转化为苯乙醇胺和羟苯乙醇胺。与脑干上行激动系统(主要功能是保持清醒状态或唤醒功能)主要递质去甲肾上腺素和多巴胺极为相似,但生理功能极弱,称假性神经递质。当假性神经递质增多时,可竞争性取代正常神经递质,从而抑制上行激动系统的功能,发生昏迷。

重点提示

临床使用左旋多巴改善肝性脑病患者症状,左旋多巴进入脑组织后可转变为去甲肾上腺素和多巴胺,增强与假性神经递质的竞争,促进患者苏醒。

3. 氨基酸失衡学说 由于肝功能障碍,对胰岛素和胰高血糖素灭活减少,致使血中芳香族氨基酸增多,支链氨基酸减少,芳香族氨基酸竞争性通过血脑屏障进入脑组织,转化形成大量假性神经递质,最终导致昏迷。

4. γ-氨基丁酸(GABA)学说 GABA 属于抑制性神经递质。研究表明,当血氨增高,特别是脑内氨增高时,GABA 的中枢抑制作用明显增强。

肝性脑病的发病机制并非单一因素所致,较为复杂。除以上学说外,还有其他因素与肝性脑病的发生也可能有一定的关系。

(三)肝性脑病的诱因

1. 氨负荷增加 上消化道大出血、过量蛋白饮食、肝肾综合征、便秘、感染、大量使用利尿药和输血等,可通过促进血氨增高而诱发肝性脑病。

2. 血脑屏障通透性增高 严重肝病合并高碳酸血症、饮酒等可使血脑屏障通透性增高,增加毒性物质入脑增多,参与肝性脑病发生。

3. 脑敏感性增高 镇静药、麻醉药直接抑制大脑;缺氧、电解质紊乱等增强脑对毒性物质的敏感性,诱发肝性脑病。

(四)防治的病理生理基础

1. 防治诱因 严控蛋白质摄入量、防止上消化道大出血、防治便秘,减少产氨。慎重使用止痛药、镇静药、麻醉药,避免对脑的抑制。

2. 降低血氨　口服乳果糖降低肠道 pH,口服新霉素抑制肠道细菌等减少肠道产氨和利于氨的排出。

3. 其他治疗　口服或静脉注射支链氨基酸纠正氨基酸不平衡,给予左旋多巴促进患者清醒。

4. 肝移植

讨论与思考

1. 应用所学知识,请同学们讨论消化性溃疡患者在选择食物方面有哪些注意事项。

2. 比较 HBV 与 HIV 两种病毒在传播途径上有何区别。

3. 青年男子王某某,面色黝黑,在街头卦摊偶遇算命先生,算命先生与其交谈一番后,前后上下仔细打量了该男子全身,尤其对男子色如朱砂的手掌进行了长时间察看,随后算命先生神秘地告诉该男子他的生辰八字注定命中无子,今后应该如何云云······请结合本章内容从科学角度分析该算命先生得出如此结论的依据应该是什么。

(李　萌)

第四节　泌尿系统疾病

学习要点

1. 各型肾小球肾炎的病理变化和临床病理联系
2. 肾盂肾炎的常见病因,病理变化和临床病理联系
3. 急性肾功能衰竭的病因、发病机制及少尿型急性肾功能衰竭的机体功能和代谢变化
4. 慢性肾功能衰竭的概念、病因、临床病理联系及尿毒症的概念

泌尿系统由肾、输尿管、膀胱、尿道组成。肾的基本结构和功能单位为肾单位,肾单位由肾小球和肾小管构成。肾小球由血管球和肾小囊构成(图 12-40)。血管球由盘曲的毛细血管襻组成。肾小囊内层为脏层上皮细胞,外层为壁层上皮细胞。肾小球滤过膜由内皮细胞、基膜和脏层上皮细胞构成。内皮细胞是布满窗孔的扁平细胞,构成滤过膜的内层;基膜为滤过膜的中层;脏层上皮细胞为足细胞,构成滤过膜的外层,足细胞伸出突起紧贴于基膜外侧,足细胞突起之间的裂隙,由足细胞分泌的膜性结构覆盖,构成滤过膜的最后一道屏障(图 12-41)。

肾是人体重要的生命器官,功能有:①排泄功能,排出体内代谢产物、药物和毒物;②调节功能,调节水、电解质和酸碱平衡,并参与血压调控;③内分泌功能,分泌肾素、促红细胞生成素、前列腺素和 $1,25-(OH)_2D_3$ 等。泌尿系统疾病分为肾和尿路的病变,本节主要介绍肾小球肾炎、肾盂肾炎和肾功能衰竭。

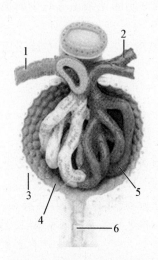

图 12-40 肾小球结构模式图
1. 入球动脉;2. 出球小动脉;3.
肾小囊壁;4. 肾小囊腔;5. 肾小球;
6. 肾小管

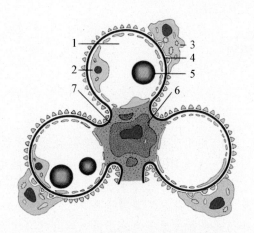

图 12-41 肾小球滤过膜和系膜结构模式图
1. 毛细血管;2. 有孔内皮细胞;3. 脏层
上皮细胞(足细胞);4. 基膜;5. 红细胞;6.
系膜细胞;7. 系膜基质

一、肾小球肾炎

肾小球肾炎是以肾小球损伤为主的一组疾病,分为原发性和继发性两种。原发性肾小球肾炎是原发于肾的独立疾病,肾为主要受累脏器。继发性肾小球肾炎是由其他疾病引起的肾小球病变,如高血压、糖尿病等。以下主要讨论原发性肾小球肾炎。

(一)病因及发病机制

原发性肾小球肾炎的确切病因和发病机制尚未完全阐明,但已确定大部分原发性肾小球肾炎和许多继发性肾小球疾病由免疫机制引起。能引起肾炎的抗原物质种类很多,根据其来源分为:①内源性抗原,包括肾小球自身抗原和非肾小球性抗原;②外源性抗原,主要有病原微生物、药物、毒物等外来物质。

抗原-抗体反应是肾小球损伤的主要原因。免疫(抗原-抗体)复合物主要通过以下两种方式形成:①肾小球原位免疫复合物形成,抗体与肾小球内固有的抗原或植入肾小球内的抗原成分结合,形成免疫复合物。②循环免疫复合物沉积,由非肾小球性的内源性或外源性抗原刺激机体产生相应抗体,抗原和抗体在血循环中形成免疫复合物,随血液循环流经肾时,在肾小球内沉积,引起肾小球肾炎,大部分肾小球肾炎属此类型。

(二)常见的肾小球肾炎类型

1. 急性弥漫性增生性肾小球肾炎 急性弥漫性增生性肾小球肾炎镜下病变特点是肾小球毛细血管内皮细胞和系膜细胞增生,临床简称急性肾炎。

(1)病理变化:肉眼观察,双侧肾体积增大,被膜紧张,颜色较红,故称大红肾。有的肾表面有散在的出血点,又称"蚤咬肾"。切面可见肾皮质增厚。镜下观察,病变累及双肾的绝大多数肾小球。肾小球体积增大,内皮细胞和系膜细胞增生(图 12-42),可见中性粒细胞和单核细胞浸润。毛细血管管腔狭窄或闭塞,肾小球血量减少,严重时血管壁发生纤维素样坏死,血栓形成,出血。肾小球病变引起相应肾小管缺血,肾小管上皮细胞发生水肿、玻璃样变等,管腔内有滤出蛋白、红细胞及脱落的上皮细胞等,形成管型。肾间质充血、水肿,炎性细胞浸润。

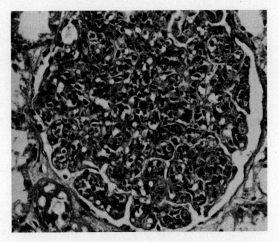

图 12-42　急性弥漫性增生性肾小球肾炎

(2)临床病理联系:急性肾炎多见于儿童,主要表现为急性肾炎综合征,常发生于咽部或皮肤链球菌感染1~4周后。

1)尿的变化:由于肾小球毛细血管损伤,通透性增加,故有血尿、蛋白尿、管型尿。血尿为常见症状,约有30%的患者出现肉眼血尿,多数病人出现镜下血尿。尿中可出现各种管型,有轻度蛋白尿。由于肾小球细胞增生肿胀,压迫毛细血管,导致管腔狭窄,肾小球滤过率降低,引起少尿(成人每日尿量少于400ml),常伴有血尿素氮增高。

2)水肿:水肿的主要原因是肾小球滤过率降低引起水、钠潴留。另外,变态反应引起的毛细血管通透性增高,可加重水肿。水肿首先出现在眼睑等疏松部位。

3)高血压:病人有轻至中度高血压。高血压的原因主要是钠、水潴留和血容量增加所致,严重时可出现心力衰竭、高血压脑病。患者体内肾素水平一般不增高。

儿童患者预后好,多数患儿肾病变逐渐消退,症状缓解、消失,完全康复。极少数患儿转变为急进性肾小球肾炎,或迁延不愈转为慢性肾炎。此型成人患者预后较差。

重点提示

①急性弥漫性增生性肾小球肾炎病理特点:肉眼观察为大红肾或"蚤咬肾";②镜下观察见肾小球体积增大,内皮细胞和系膜细胞增生。临床主要表现为急性肾炎综合征。

2. 弥漫性新月体性肾小球肾炎　弥漫性新月体性肾小球肾炎又称急进性肾小球肾炎,病变特点是肾小囊壁层上皮细胞等增生形成新月体,肾小球严重损伤,临床主要表现为急进性肾炎综合征。

(1)病理变化:肉眼观察,双肾体积增大,色苍白,表面可有点状出血,切面见肾皮质增厚。镜下观察,大部分肾小球内形成新月体。新月体主要由肾小囊内增生的壁层上皮细胞和渗出的单核细胞构成,可有中性粒细胞和淋巴细胞浸润。这些成分在肾小囊内毛细血管周围形成新月形或环状结构,故称新月体或环状体(图12-43)。新月体使肾小囊腔变窄或闭塞,并压迫毛细血管丛,最终致其萎缩、纤维化、玻璃样变性,肾小球功能丧失。肾小管上皮细胞变性,可出现细胞水肿、玻璃样变性。由于肾小球萎缩,所属肾小管也萎缩甚至消失。部分肾间质水肿,炎细胞浸润,后期发生纤维化。

(2)临床病理联系:急进性肾小球肾炎临床较少见,病变严重,以成人多见,主要表现为急进性肾炎综合征。该病起病急、进展快,由于血管球毛细血管壁坏死,基膜断裂,红细胞大量漏出,因此血尿较明显。大量肾单位纤维化、玻璃样变,肾缺血,通过肾素-血管紧张素-醛固酮系统的作用而发生高血压。由于新月体的形成和肾小囊腔阻塞,病人迅速出现少尿、无尿(成人尿量每日少于100ml)和氮质血症等症状。最终导致肾功能衰竭。

急进性肾小球肾炎预后较差。病人的预后与出现新月体的数量有关,含有新月体的肾小球数量越多预后越差。

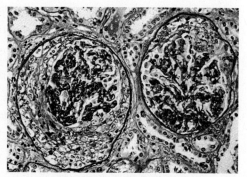

图 12-43　急进性肾小球肾炎

重点提示

急进性肾小球肾炎病理变化是肾小球壁层上皮细胞增生形成新月体,肾小球损伤严重,起病急、进展快,由蛋白尿、血尿等症状迅速发展为少尿和无尿。如不及时治疗,病人常在数周至数月内死于急性肾功能衰竭。预后不良。

3. 弥漫性膜性肾小球肾炎　弥漫性膜性肾小球肾炎早期光镜下肾小球炎性改变不明显,又称为膜性肾病。病变特点是肾小球毛细血管壁弥漫性增厚。

(1)病理变化:肉眼观察,双肾肿大,颜色苍白,有"大白肾"之称。镜下观察,早期肾小球基本正常,之后肾小球毛细血管壁弥漫性增厚。增厚的基膜使毛细血管腔缩小,最终导致肾小球硬化。肾小球损伤,通透性增加,近曲小管上皮细胞可见吸收的蛋白脂滴。

(2)临床病理联系:弥漫性膜性肾小球肾炎是引起成人肾病综合征的最常见类型。由于肾小球基膜严重损伤,滤过膜通透性明显增高,大量蛋白滤出,表现为大量蛋白尿(非选择性蛋白尿);大量蛋白被排出,血浆白蛋白减少,表现为低白蛋白血症;血浆蛋白减少,血浆胶体渗透压下降,引起水肿;肾小球缺血,醛固酮、抗利尿激素分泌增加,钠、水潴留,加重水肿。低蛋白血症刺激,使肝合成含胆固醇的脂蛋白增多,血脂增高。

膜性肾病常起病隐匿,病程长,呈慢性经过。早期治疗预后较好,多数患者反复发作,晚期大量肾单位纤维化、硬化,导致肾功能衰竭。此型肾炎对肾上腺皮质激素疗效不明显。

重点提示

肾病综合征主要表现为"三高"(高蛋白尿、高度水肿、高脂血症)"一低"(低白蛋白血症)。成人常见类型为膜性肾病。

4. 慢性肾小球肾炎　慢性肾小球肾炎是不同类型肾小球肾炎发展形成的终末阶段,多数患者有肾炎病史,也有部分慢性肾炎病人起病隐匿,发现时已进入慢性阶段。病理变化以肾小球玻璃样变、硬化和纤维化为主,故又称慢性硬化性肾小球肾炎。病程表现不一,主要表现为慢性肾炎综合征。

(1)病理变化:肉眼观察,双肾对称性缩小,颜色苍白,质地变硬,表面呈弥漫性细颗粒状,故称为继发性颗粒性固缩肾。切面皮质变薄,皮髓质界限不清。肾盂周围脂肪组织增多。

镜下观察,可见大量肾小球发生纤维化、玻璃样变,所属肾小管萎缩(图 12-44)。间质纤维化,使玻璃样变的肾小球集中,伴有淋巴细胞及浆细胞浸润。肾性高血压可致肾内细、小动脉发生玻璃样变和内膜增厚,管腔狭窄。病变轻的肾小球代偿性肥大,所属肾小管扩张,腔内可见各种管型。

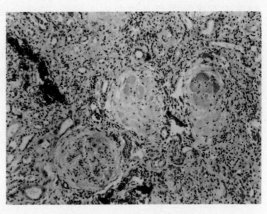

图12-44　慢性肾小球肾炎

(2)临床病理联系:慢性肾小球肾炎临床表现为慢性肾炎综合征。

1)尿的变化:肾单位大量破坏,残存肾单位血流加速,肾小球滤过率增加,但肾小管重吸收功能有限,水重吸收减少,肾的尿浓缩功能降低,出现多尿(成人每日尿量超过2500ml)、夜尿和低比重尿。

2)贫血:肾单位的破坏,红细胞生成素分泌减少引起贫血。另外,代谢产物可抑制骨髓造血,同时破坏红细胞膜,加重贫血。

3)高血压:肾小球硬化,导致肾组织缺血,肾素分泌增加,血压升高。高血压促使动脉硬化,又可加重高血压,长期高血压引起左心室肥大、心力衰竭。

4)氮质血症:肾单位的大量破坏,导致体内代谢产物堆积,水、电解质和酸碱平衡失调。严重时,可出现尿毒症。

慢性肾小球肾炎病程长短不一,早期预防和治疗很重要。病变发展至晚期,预后较差,患者常死于肾功能衰竭,也可由心力衰竭、脑出血及感染致死。

重点提示

　慢性肾小球肾炎引起的肾硬化改变为继发性颗粒状固缩肾,而高血压引起的肾硬化为原发性颗粒状固缩肾。

二、肾盂肾炎

肾盂肾炎由大肠埃希菌等细菌感染引起,以肾盂、肾间质和肾小管病变为主的化脓性炎症,临床常表现为发热、腰部酸痛、血尿和脓尿等症状,是泌尿系统的常见疾病。本病细菌感染的途径有上行性感染和血源性感染,以上行性感染为主。肾盂肾炎的发生常存在一定的诱因,如尿路完全或不完全梗阻、膀胱输尿管反流、膀胱镜检和导尿术等。因女性尿道短、尿道括约肌作用弱,上行性感染机会多,故女性肾盂肾炎较男性发病率高。按发病过程和病理变化可分为急性肾盂肾炎和慢性肾盂肾炎。

(一)急性肾盂肾炎

急性肾盂肾炎主要由细菌感染引起,常为单一细菌感染,主要为大肠埃希菌。是肾盂、肾间质和肾小管的化脓性炎症。血源性感染多累及双侧肾,上行性感染既可累及单侧,也可累及双侧。

1. 病理变化　肉眼观察,病变可累及一侧或两侧肾,肾体积增大,表面充血,有散在大小不等的黄白色脓肿,周围见充血出血带。病灶可弥漫分布,也可局限于某一区域。切面可见肾髓质内有多数黄色条纹向皮质延伸,并融合成大小不等的脓肿。肾盂黏膜充血水肿,表面有脓性渗出物。严重时,肾盂内有脓液蓄积。镜下观察,病灶为化脓性炎症,可见大量中性粒细胞浸润,形成脓肿。上行性感染引起的病变首先累及肾盂,肾盂黏膜充血、水肿并有大量中性粒细胞浸润。随后炎症累及肾间质,间质内见大量中性粒细胞浸润,脓肿形成。累及肾小管时,肾小管管腔内可见中性粒细胞和细菌,肾小管结构被破坏,肾小管坏死。病变严重可累及肾小球。

血源性感染引起的肾盂肾炎常先累及肾皮质中肾小球及其周围的间质,逐渐向邻近组织扩展,可沿肾小管蔓延至肾盂。

重点提示

上行性感染:病变先累及肾盂-肾间质-肾小管,很少累及肾小球。血源性感染:病变先累及肾皮质部肾小球-肾小管、肾间质-肾盂。

2. 并发症　急性肾盂肾炎常见并发症有肾乳头坏死、肾盂积脓和肾周围脓肿。

(1)肾乳头坏死:常见于有糖尿病或尿路阻塞的患者。肉眼观察,可见肾乳头呈灰黄色梗死样坏死灶,周围有充血带与邻近组织分界明显。镜下观察,见肾乳头发生缺血性的凝固性坏死,坏死组织周围可见中性粒细胞浸润。

(2)肾盂积脓:有严重尿路阻塞,特别是高位尿路阻塞时,脓性渗出物不能排出而淤积于肾盂和肾盏内,形成肾盂积脓。

(3)肾周围脓肿:肾组织内化脓性炎症可穿破肾被膜,扩散到肾周围组织引起脓肿。

3. 临床病理联系　由于是急性化脓性炎症,病人常出现发热、寒战和白细胞增多等全身症状,同时伴尿频、尿急、尿痛等膀胱和尿道刺激症状。因肾体积增大,被膜受牵拉,常有腰部酸痛和肾区叩痛。尿检查显示脓尿、菌尿、蛋白尿和管型尿,也可出现血尿。当出现白细胞管型时,对肾盂肾炎的临床诊断有意义。由于急性肾盂肾炎病灶很少累及肾小球,故患者一般无高血压及肾功能改变,但当合并肾乳头坏死时,可导致肾功能衰竭。

急性肾盂肾炎患者及时经抗生素治疗,大多可痊愈;如治疗不彻底,病情常反复发作可转成慢性;感染严重者可引起败血症。

重点提示

急性肾盂肾炎由于病变呈灶性分布,并且很少累及肾小球,一般不出现高血压、氮质血症和肾功能衰竭。

(二) 慢性肾盂肾炎

慢性肾盂肾炎可由急性肾盂肾炎演变而来,或尿路阻塞导致尿液潴留,或膀胱输尿管反流等反复感染而引起。慢性肾盂肾炎为肾小管和肾间质的慢性非特异性炎症,以肾间质纤维化,并伴有肾盂、肾盏的纤维化和变形为主要病理改变,是慢性肾功能衰竭的常见原因之一。

1. 病理变化　肉眼观察,病变累及一侧或双侧肾,体积缩小,质地变硬,表面出现不规则的瘢痕。如病变为双侧性,则两侧改变呈不对称性。肾切面皮、髓质界限不清,肾乳头萎缩,肾盏和肾盂因瘢痕收缩而变形。肾瘢痕与被膜粘连。

　　镜下观察,病灶呈不规则片状分布在相对正常的组织间,病变处可见肾间质内有淋巴细胞、浆细胞和单核细胞浸润及间质纤维化,部分肾小管代偿性扩张,扩张的肾小管内可出现均质红染的蛋白管型,形似甲状腺滤泡(图 12-45),部分肾小管萎缩,肾盂和肾盏黏膜及黏膜下组织出现慢性炎性细胞浸润及纤维化。肾小球早期很少受累,后期可见部分肾小球发生玻璃样变和纤维化。肾内细、小动脉因继发性高血压发生玻璃样变和内膜增厚,管腔狭窄。慢性肾盂肾炎在急性发作时,可出现大量中性粒细胞浸润。

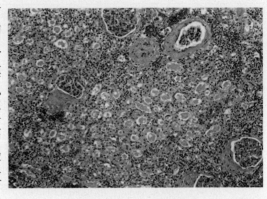

图 12-45　慢性肾盂肾炎

　　2. 临床病理联系　慢性肾盂肾炎起病缓慢,表现为反复急性发作。由于主要由细菌感染引起,可表现为发热,排出脓尿、菌尿;由于以累及肾小管为主,肾小管重吸收功能降低,表现为多尿、夜尿、低钠、低钾及代谢性酸中毒;肾组织纤维化和小血管硬化导致局部缺血,肾素分泌增加,引起高血压。晚期肾组织破坏严重,出现氮质血症和尿毒症。病变严重者可因尿毒症或高血压引发心力衰竭而危及生命。

重点提示

　　慢性肾盂肾炎以肾小管、肾间质病变为主,后期出现肾小球玻璃样变性,导致肾功能衰竭。注意区别慢性肾盂肾炎和慢性肾小球肾炎大体观,均表现为小、轻、硬、颗粒,但慢性肾盂肾炎表面为不规则瘢痕,且左右肾不对称。

三、肾功能衰竭

　　当各种病因引起肾功能严重障碍时,机体会出现多种代谢产物、药物和毒物的蓄积,水、电解质和酸碱平衡紊乱,以及肾脏内分泌功能障碍,从而出现一系症状和体征,这种临床综合征称为肾功能不全。肾功能衰竭是肾功能不全的晚期阶段,但临床工作中,这两者往往同属一个概念而不加区别。

(一)急性肾功能衰竭

　　急性肾功能衰竭(ARF)是指各种原因引在短期内(通常数小时至数天)双肾泌尿功能急剧障碍,以致机体内环境出现严重紊乱的病理过程,临床表现主要为氮质血症、水中毒、高钾血症和代谢性酸中毒。多数病人伴有少尿或无尿,称为少尿型 ARF。少数病人尿量并不减少,但肾排泄功能障碍,氮质血症明显,称为非少尿型 ARF。

　　1. 病因及分类　急性肾功能衰竭根据发病原因可分为 3 类:肾前性、肾性、肾后性急性肾功能衰竭(表 12-4)。

表 12-4　急性肾功能衰竭的分类和原因

分类	基本因素	常见原因
肾前性(功能性)	肾血液灌流量急剧下降	大失血、严重创伤、重度脱水、心力衰竭等
肾性(器质性)	肾实质损伤	急性肾小球肾炎、肾缺血、肾中毒等
肾后性	肾以下尿路梗阻	肿瘤、结石、前列腺肥大等

2. 发病机制　急性肾功能衰竭发病机制的关键是肾小球滤过率下降,导致肾小球滤过率下降的原因主要有肾血流量下降、肾小管阻塞、肾小管原尿反流。

3. 机体功能及代谢变化　急性肾功能衰竭可分为少尿型和非少尿型,少尿型最常见。

(1)少尿型急性肾功能衰竭一般可分为少尿期、多尿期和恢复期 3 个阶段。

少尿期:本期是病程中最危险的时期。肾血流量的减少,肾小管的坏死导致肾小球滤过率下降。表现为:①尿量改变,出现少尿或无尿。②尿液性质改变,由于肾小管重吸收功能障碍,排出的尿为低比重尿,尿钠含量增高,可见蛋白尿、血尿、管型尿。③水、电解质和酸碱平衡紊乱,表现为水中毒、高钾血症、低钙血症、高磷血症、代谢性酸中毒。高钾血症是急性肾功能衰竭最危险并发症,可引起心律失常、心室纤维颤动和心脏停搏。④氮质血症,由于肾脏排泄功能障碍和体内蛋白质分解增加,导致血中尿素、肌酐、尿酸等非蛋白氮(NPN)含量显著升高,称为氮质血症。正常人血中 NPN 为 $250\sim300mg/L$,其中尿素氮为 $100\sim150mg/L$。本期可持续数天至数周,持续时间越短,预后越好,持续时间越长,预后越差。

多尿期:每天尿量可达 3000 ml 或更多。一般来说,少尿期患者体内蓄积的水和尿素氮等代谢产物越多,多尿期的尿量也越多。产生多尿的机制是:肾小球滤过功能逐渐恢复;肾小管阻塞被解除;新生的肾小管上皮细胞重吸收功能尚不完善;潴留在体内的尿素等代谢产物在肾小管内形成高渗状态,产生渗透性利尿。

多尿期早期阶段血中尿素氮仍明显增高,此后尿量逐渐增加,水肿消退,血尿素氮等逐渐趋于正常。后期,由于尿量明显增加,易引起脱水、低钾、低钠。多尿期持续 $1\sim2$ 周,可进入恢复期。

恢复期:多尿期之后进入恢复期,此期尿量逐渐恢复正常,血尿素氮和血肌酐基本恢复到正常水平,水、电解质和酸碱平衡紊乱得到纠正。但肾小管功能恢复正常需要数月甚至更长时间。少数病人由于肾组织纤维化,病情迁延转为慢性肾功能衰竭。

重点提示

少尿型急性肾功能衰竭最危险的时期为少尿期,高钾血症为其最危险并发症。

(2)非少尿型急性肾功能衰竭:是指病人在进行性氮质血症期内每日尿量持续在 400ml 以上,甚至可达 $1000\sim2000ml$。肾脏泌尿功能障碍的严重程度较少尿型 ARF 为轻,肾小管部分功能尚存在,主要表现为尿浓缩功能障碍,所以尿量较多,尿比重低,尿钠含量较低。因肾小球滤过率降低,仍存在氮质血症。但因尿量不少,故高钾血症较少见。病人临床症状较轻,病程相对较短。

少尿型和非少尿型急性肾功能衰竭可以互相转化,少尿型经治疗后可转化为非少尿型;而非少尿型治疗不当,可转化为少尿型,预后不良。

4. 防治原则

(1)治疗原发病:尽可能消除病因。如恢复肾血容量,解除尿路梗阻,避免使用对肾有害的药物等。

(2)纠正水、电解质紊乱和代谢性酸中毒:①控制水、钠摄入,少尿期严格控制液体的输入量,多尿期注意补水及钠、钾等电解质;②高钾血症是病人死亡的主要原因,需及时处理;③纠正代谢性酸中毒,给予碳酸氢钠溶液。

(3)控制氮质血症:限制蛋白质的摄入;静脉滴注葡萄糖,减少体内蛋白质分解;静脉滴注必需氨基酸,加速蛋白质合成;减少血中尿素氮含量,通过透析疗法排出体内非蛋白含氮化合物。透析疗法是肾功能衰竭重要的治疗手段,通过透析疗法(血液透析、腹膜透析)可使患者体内蓄积的毒素排出,并可供给患者需要的物质。

(4)抗感染:急性肾功能衰竭易合并感染,应积极治疗。

重点提示

血液透析:根据半透膜平衡原理,膜两侧的血液和透析液之间靠浓度差,互相扩散渗透,使体内蓄积的代谢产物进入透析液,而透析液可提供机体所需的物质,最终达到治疗目的。

腹膜透析:与血液透析原理一样,腹膜取代半透膜,将透析液注入腹膜腔,定时更换腹膜透析液。

(二)慢性肾功能衰竭

慢性肾功能衰竭(CRF)是指各种慢性肾疾病引起肾单位慢性进行性、不可逆性破坏,以致残存的肾单位不足以充分排除代谢废物和维持内环境稳定,导致代谢废物和毒物在体内蓄积,水、电解质和酸碱平衡紊乱,以及肾内分泌功能障碍,并伴有一系列临床症状的病理过程。

1. 病因　　凡能造成肾实质渐进性破坏的疾患,均可引起 CRF。如慢性肾小球肾炎、肾小动脉硬化症、慢性肾盂肾炎、糖尿病肾病、高血压性肾损害等。以往认为,慢性肾小球肾炎是 CRF 的最常见原因,而近年的资料表明,糖尿病肾病和高血压性肾损害所致的 CRF 逐年增多。

2. 发病机制　　慢性肾功能衰竭以肾单位进行性破坏为主要病理过程。随着病变的发展,当健存肾单位减少到不能维持正常泌尿功能时,内环境开始发生紊乱,出现慢性肾功能衰竭表现。

3. 机体功能和代谢变化

(1)尿的改变:①尿量的变化,早期和中期出现夜尿和多尿,多尿是由于尿液未浓缩或浓缩不足所致;晚期,肾单位极度减少,出现少尿。②尿渗透压的变化,早期,肾的浓缩功能降低而稀释功能正常时出现低渗尿;晚期,肾浓缩及稀释功能均降低时出现等渗尿。③尿成分的变化,表现为蛋白尿、血尿、管型尿。

(2)氮质血症:肾小球滤过率下降,血中含氮的代谢终产物在体内蓄积,进而引起血中非蛋白氮含量升高,称为氮质血症。其中最常见的非蛋白氮包括血浆尿素氮、血浆肌酐和血浆尿酸氮。

(3)水、电解质及酸碱平衡紊乱:①肾对水的调节能力减弱,水摄入过多,引起水潴留;限制水摄入,导致脱水。②电解质失衡,钠、钾随摄入量多少而变化;因肾排磷减少,而引起高血磷、低血钙;CRF 晚期由于尿量减少,镁排出障碍,引起高镁血症。③代谢性酸中毒,肾排 H^+ 功能障碍,HCO_3^- 重吸收减少,导致代谢性酸中毒。

(4)肾性骨营养不良:又称肾性骨病,是指 CRF 时,由于钙磷及维生素 D 代谢障碍、继发性甲状旁腺功能亢进症、酸中毒和铝积聚等引起的骨病,包括儿童的肾性佝偻病和成人的骨质软化、纤维性骨炎、骨质疏松和骨囊性纤维化等。

(5)肾性高血压:由于肾实质病变导致的高血压为肾性高血压,发生的原因有:①钠、水潴留,肾实质病变导致肾小球滤过率降低。②肾素-血管紧张素系统激活,肾血流量减少,激活该系统。③肾分泌抗高血压物质减少,肾实质破坏,肾合成前列腺素减少,前列腺素可使血管舒张。

(6)肾性贫血和出血倾向:慢性肾功能衰竭病人常伴有中度以上贫血及出血倾向,发生原因有:①促红细胞生成素减少,导致骨髓红细胞生成减少;②血液中潴留的毒性物质可抑制红细胞的生成,并且毒素可破坏红细胞;③胃、肠道溃疡及出血导致铁等营养物质吸收障碍;④毒性物质可抑制血小板功能,表现为出血倾向,加重贫血,常有鼻出血、牙龈出血、消化道出血、月经过多、皮下出血等。

慢性肾功能衰竭表现为进行性加重病程,如能及时、恰当治疗,可好转;如治疗不当,加重肾负担,则会加速肾功能衰竭,出现各系统严重损害,表现为尿毒症。

重点提示

慢性肾功能衰竭时由多尿转变为少尿、无尿,由低渗尿转变为等渗尿,都是肾病变更加严重的后果。

(三)尿毒症

急、慢性肾功能衰竭发展到严重阶段,代谢终末产物和毒性物质在体内蓄积,水、电解质及酸碱平衡紊乱,内分泌功能失调而引起一系列自身中毒症状,称为尿毒症。

1. 发病机制 尿毒症患者血浆中有 200 多种代谢产物或毒性物质,其中有一些物质可引起尿毒症的症状,称之为尿毒症毒素。常见的尿毒症毒素有甲状旁腺激素、胍类化合物、尿素、多胺等。这些毒物可造成各类细胞损伤,使各系统功能异常,并出现中毒症状。

2. 机体功能和代谢变化 尿毒症时,除表现为水、电解质及酸碱平衡紊乱、高血压、贫血、出血等症状的进一步加重外,还出现全身各系统的功能障碍和物质代谢紊乱,见表 12-5。

表 12-5 尿毒症的临床表现

器官系统	临床表现
神经系统	尿毒症性脑病:不安、思维不集中、记忆力减退、失眠等,严重者嗜睡甚至惊厥、昏迷;周围神经病变:足部发麻、腱反射减弱或消失,甚至远侧肌肉麻痹
消化系统	症状出现最早,厌食、恶心、呕吐、腹泻、口腔黏膜溃疡、消化道出血
心血管系统	充血性心力衰竭、心律失常、尿毒症性心包炎

续表

器官系统	临床表现
呼吸系统	呼吸加深加快、呼气有氨臭味、纤维素性胸膜炎、肺水肿
免疫系统	免疫功能降低,极易感染
皮肤	皮肤瘙痒、干燥、脱屑、尿素霜(尿素通过汗腺排泄,在皮肤上形成的白色尿素结晶)
物质代谢	糖代谢:糖耐量降低;蛋白质代谢:低蛋白血症;脂肪代谢:高脂血症

重点提示

尿毒症病人的肾功能丧失殆尽,应尽早进行肾透析,清除体内毒素,缓解尿毒症症状。有条件的进行肾移植,肾移植是治疗慢性肾功能衰竭及尿毒症的根本方法。

讨论与思考

1. 患儿,男,8岁,因眼睑水肿、尿少2d入院。2周前曾发生上呼吸道感染,经治疗好转。查体:眼睑水肿,下肢水肿,血压17.3/12kPa(130/90mmHg),心肺正常。实验室检查:尿常规,红细胞(++),尿蛋白(++),可见红细胞管型和蛋白管型;24h尿量350ml,血尿素氮11.4mmol/L(正常值<9 mmol/L)。B超检查见双肾对称性增大。肾穿刺活检可见肾小球体积增大,肾小球内细胞数量增多,以系膜细胞、毛细血管内皮细胞增生为主,可见中性粒细胞,肾间质充血、水肿。请回答以下问题。

(1)该患儿诊断为哪型肾炎? 并提出诊断依据。

(2)说出患儿出现血尿、蛋白尿、少尿、水肿、高血压的机制。

2. 患者,女,40岁。患者因反复水肿10年,多尿、夜尿近3个月,少尿1周,无尿1d急诊入院。患者曾患肾小球肾炎,数年前肾穿刺活检诊断为慢性肾小球肾炎。近几天尿少、水肿加重,食欲缺乏、恶心呕吐、腹痛,全身瘙痒症状加重,急诊入院。查体:慢性病容,血压24/13.3kPa(180/100mmHg)。实验室检查:尿常规,尿蛋白(+),镜下可见红细胞、白细胞、蛋白及管型。血生化,血红蛋白60g/L,血钙1.5mmol/L(正常值2.25~2.75 mmol/L)。试分析:

(1)该患者的病理变化过程是什么?

(2)患者肾镜下病理改变应表现为何种变化?

(王占欣)

第五节 传 染 病

学习要点
1. 结核病的基本病理变化
2. 原发性肺结核病和继发性肺结核的病变特点与区别
3. 细菌性痢疾的病变特点及病理临床联系
4. 流行性脑脊髓膜炎的病因、病理变化与病理临床联系
5. 流行性乙型脑炎的病因、病理变化与病理临床联系
6. 艾滋病的病因、发病机制、传播途径及预防

一、结 核 病

(一)概述

结核病是由结核杆菌引起的一种慢性特异性传染病。全身各器官均可发生,但以肺结核最为多见。其典型病变为结核结节形成并伴不同程度的干酪样坏死。病人可有低热、盗汗、乏力、食欲缺乏、消瘦等全身中毒症状和受累器官相应的临床表现。

1. 病因和发病机制　结核病的病原菌是结核杆菌,对人有致病作用的主要是人型结核杆菌,少数为牛型结核杆菌。结核杆菌无侵袭性酶,不产生内、外毒素,其致病性主要与菌体成分有关。结核杆菌含有脂质、蛋白质和多糖类 3 种成分:①脂质,与结核杆菌的毒力有关。脂质与糖及蛋白质结合成为糖脂(索状因子)和糖肽脂(蜡质 D)。索状因子对组织和细胞有强烈的损害作用,蜡质 D 与菌体蛋白一起能引起强烈的变态反应,造成机体组织损伤。脂质除可能与毒力有关外,还可保护菌体不易被巨噬细胞消化。②蛋白质,具有抗原性,与蜡质 D 结合后能使机体发生变态反应,引起组织坏死和全身中毒症状。③多糖类:可引起局部中性粒细胞浸润,并可作为半抗原参与免疫反应。

肺结核(主要是空洞型肺结核)病人和带菌者是传染源,主要经呼吸道传染。少数病人可因食入带菌的食物经消化道感染。偶尔经皮肤伤口感染。

结核病的发生和发展主要取决于感染结核杆菌的数量及其毒力的大小以及机体的反应性(包括免疫反应和变态反应)。在发病过程中,免疫反应和变态反应常相伴出现,贯穿疾病的始终,并决定结核病的转归。

(1)免疫反应:以细胞免疫为主,即 T 淋巴细胞受到结核杆菌的抗原(索状因子、蜡质 D)刺激后转化为致敏的 T 淋巴细胞,当与结核杆菌再次相遇时,致敏的淋巴细胞可分裂增殖,并释放出各种淋巴因子,激活巨噬细胞,使其吞噬的结核杆菌易被水解、消化和杀灭。在感染局部由巨噬细胞聚集而形成肉芽肿—结核结节,是机体杀灭结核杆菌的主要形式,使病情好转。

(2)变态反应:结核病发生的变态反应属于迟发性变态反应(Ⅳ型)。当机体感染结核杆菌的数量较多,毒力较强,被杀灭后释放出大量菌体蛋白时,由于 T 淋巴细胞释放大量淋巴毒

素和巨噬细胞释放过多的溶酶体酶等原因,造成局部组织细胞严重坏死和破坏,削弱了局部的抵抗力,有利于细菌繁殖,使病情恶化。

2. 基本病理变化

(1)以渗出为主的病变:出现在结核性炎症的早期或机体免疫力低下,菌量多、毒力强或变态反应较强时,主要表现为浆液性或浆液纤维素性炎。早期病灶内有中性粒细胞浸润,但很快被巨噬细胞取代。在渗出液和巨噬细胞内易查见结核杆菌。此型变化好发于肺、浆膜、滑膜和脑膜等处,说明与组织结构特性亦有一定的关系。渗出病变可完全吸收不留痕迹,也可转变为以增生为主的或以坏死为主的病变。

(2)以增生为主的病变:当菌量较少,毒力较低或人体免疫反应较强时,则发生以增生为主的变化,形成具有病理诊断价值的结核结节(结核性肉芽肿)。单个结核结节很小,肉眼不易看见,三四个结节融合成较大结节时才能见到,约粟粒大小,呈灰白半透明状,有干酪样坏死时则略呈黄色,境界清楚,微隆起于脏器表面。镜下观察:典型结核结节的中央为干酪样坏死,周围是类上皮细胞和郎汉斯巨细胞,外围有多少不等的淋巴细胞和成纤维细胞。结核结节是在细胞免疫的基础上形成的。类上皮细胞由巨噬细胞转变而来,呈梭形或多角形,胞质丰富,淡红色,境界不清,细胞核呈圆形或卵圆形,染色质少,呈空泡状,核内可见 1~2 个核仁。多个类上皮细胞互相融合或一个类上皮细胞核分裂胞质不分裂形成郎汉斯巨细胞。郎汉斯巨细胞是一种多核巨细胞,体积大,胞质丰富,核数目多,从十几个到几十个不等,排列在细胞质的

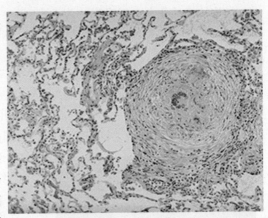

图 12-46　结核结节

周围,呈花环状、马蹄形或密集在胞体的一端(图 12-46)。

(3)以坏死为主的病变:在结核杆菌数量多、毒力强,机体抵抗力低或变态反应强烈的情况下,上述渗出性和增生性病变均可发展为干酪样坏死。由于坏死组织含脂质较多(脂质来自破坏的结核杆菌)而呈淡黄色,均匀细腻,质地较实,状似奶酪,故称干酪样坏死。镜下见为红染无结构的颗粒状物。干酪样坏死物中多含有一定量的结核杆菌。

以上 3 种变化往往同时存在,而以某一种改变为主,并且在一定条件下可相互转化。

3. 结核病基本病变的转化规律　结核病变的发展和结局取决于机体抵抗力和结核菌致病力之间的矛盾关系。当人体抵抗力增强时,细菌逐渐被控制而消灭,结核病变转向愈复;反之,则转向恶化。

(1)转向愈合

1)吸收消散:是渗出性病变的主要愈合方式。渗出物通过淋巴管逐渐吸收,使病灶缩小或完全吸收消散。X 线检查时,可见边缘模糊、密度不均匀的云絮状阴影,随着渗出物被吸收,阴影逐渐缩小,甚至完全消失,临床上称为吸收好转期。

2)纤维化、纤维包裹及钙化:没有完全吸收的渗出性病变、结核结节和小的干酪样坏死灶,逐渐纤维化,最后形成瘢痕而愈合。较大的干酪样坏死灶难以完全纤维化,则由其周围增生的纤维组织将其包裹,其中的干酪样坏死物逐渐干燥浓缩,并有钙盐沉积而发生钙化。包裹

和钙化的结核病灶内仍有少量结核杆菌存活,如机体抵抗力下降,病变可能复发。X 线检查,可见纤维化病灶呈密度增高的条索状阴影;钙化灶为密度高、边缘清晰的点状或结节状阴影。临床上称为硬结钙化期。

(2)转向恶化

1)病灶扩大:病变恶化时,原有的病灶周围出现渗出性病变,范围不断扩大,并继发干酪样坏死。X 线检查时,病灶周围出现模糊的云絮状阴影,临床上称为浸润进展期。

2)溶解播散:干酪样坏死物发生溶解、液化后,可经体内的自然管道(如支气管、输尿管等)排出,致局部形成空洞。坏死物中含有大量结核杆菌,可通过自然管道播散到其他部位,形成新的病灶;也可经淋巴道及血道播散到全身其他脏器。临床上称为溶解播散期。

> **重点提示**
>
> 结核病的基本病理变化分为渗出、增生和变质 3 种类型,3 种病变同时存在,可在某一时期以某一种病变为主,并可互相转化。

(二)肺结核病

因为结核杆菌主要经呼吸道感染,故结核病中最常见的是肺结核病。由于初次和再次感染结核杆菌时机体的反应性不同,肺结核病可分为原发性和继发性两大类。

1. 原发性肺结核病　机体第一次感染结核杆菌所引起的肺结核病称为原发性肺结核病,多发生于儿童,故又称儿童型肺结核病。但也偶见于未感染过结核杆菌的青少年或成人。

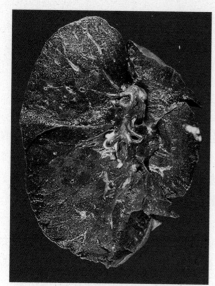

(1)病变特点:原发性肺结核病的病变特征是原发综合征形成。结核杆菌经呼吸道吸入肺内,最先引起的结核病灶,称为肺原发灶,通常只有一个。多位于通气较好的肺上叶下部或下叶上部近胸膜处。病灶呈圆形,直径多为 1~1.5cm,色灰黄。病变开始为渗出性变化,继而发生干酪样坏死。因初次感染结核杆菌,机体缺乏免疫力,原发灶的病菌很快侵入淋巴管,随淋巴液引流到肺门淋巴结,引起结核性淋巴管炎及肺门淋巴结结核。肺的原发灶、结核性淋巴管炎及肺门淋巴结结核三者统称为原发综合征(图 12-47)。X 线检查呈哑铃状阴影。

原发性肺结核病的症状和体征多不明显,很多患儿均在不知不觉中度过。

图 12-47　肺结核病原发综合征

(2)转归:绝大多数(95%)原发性肺结核病患者由于机体免疫力逐渐增强而自然痊愈。小的病灶可完全吸收或纤维化,较大的干酪样坏死灶则发生纤维包裹和钙化。少数营养不良或患有其他传染病的患儿,由于机体抵抗力下降,病变恶化,结核杆菌可通过淋巴道或血道播散到整个肺组织及全身其他器官,形成粟粒性肺结核病或全身粟粒型结核病。

2. 继发性肺结核病　是指机体再次感染结核菌所引起的肺结核病,多见于成年人,故又称成人型肺结核病。关于继发性肺结核病的感染有两种说法。一是外源性再感染:细菌由外界再次侵入肺内而发病,与原发型结核无关,较少见。二是内源性再感染,结核杆菌来自体内原有病灶,在机体免疫力下降时,潜伏的病灶可发展为继发性肺结核病。继发性肺结核病由于机体对结核杆菌已产生一定的免疫力,病变一般局限在肺内,以支气管播散为主,很少发生淋巴道、血行播散;病程较长、病情复杂,时好时坏,新旧病变交杂存在。根据其病变特点和临床经过可分为以下几种主要类型。

(1)局灶型肺结核:为继发性肺结核病的早期病变。病变多位于右肺尖,直径为 0.5~1cm,多数以增生性病变为主,中央可发生干酪样坏死。如病人免疫力较强,病灶常发生纤维化、钙化而痊愈。临床上病人常无明显自觉症状,多在体检时发现,属无活动性肺结核。如病人免疫力降低时,可发展成为浸润型肺结核。

(2)浸润型肺结核:是临床上最常见的一种类型,属于活动性肺结核。大多由局灶型肺结核发展而来,少数也可一开始即为浸润型肺结核。病变大多位于锁骨下肺组织(临床上称锁骨下浸润),以渗出为主,中央有干酪样坏死,病灶周围有炎性包绕,与周围肺组织境界不清。多见于青年,临床上患者常有低热、盗汗、食欲减退、乏力、咳嗽和咯血等症状。痰中可查出结核杆菌。X 线检查,在肺部锁骨下区域可见边缘模糊的云絮状阴影。及早发现,合理治疗,病变可完全或部分吸收,或通过纤维化、包裹、钙化痊愈(硬结钙化期)。如病人免疫力低或未经及时治疗,坏死物液化后经支气管排出,局部形成急性空洞;如急性空洞经久不愈,则可发展为慢性纤维空洞型肺结核。

(3)慢性纤维空洞型肺结核:多在浸润型肺结核形成急性空洞的基础上发展而来。病理改变有两个特征,一是厚壁空洞形成(图 12-48),多位于右肺上叶,形态不规则,大小不一,有时可形成巨大空洞,壁厚 1cm 以上。镜下观察,洞壁有 3 层结构:内层为干酪样坏死物,其中含有大量的结核杆菌;中层为结核性肉芽组织;外层为纤维结缔组织。二是空洞内的干酪样坏死物不断经与其相连的支气管在肺内播散,在同侧甚至对侧肺形成许多新旧不一、大小不等、病变类型不同的病灶,部位愈靠下病变愈新鲜。如空洞较小,病变趋向静止,经适当治疗后也可通过纤维组织增生、瘢痕形成而愈合。严重的慢性纤维空洞型肺结核由于肺组织大量破坏,纤维组织广泛增生,可使肺缩小、变形、变硬,胸膜广泛增厚,胸壁粘连,成为硬化性肺结核。如空洞壁的干酪样坏死侵蚀较大血管,可引起大咯血,严重者可因吸入大量血液而窒息死亡。由于空洞与支气管相通,空洞内结核杆菌向外排放,成为结核病的主要传染源,故本型又称为开放性肺结核。

(4)干酪样肺炎:多发生在机体免疫力极低,对结核菌的变态反应过高的患者,可由浸润型肺结核恶化进展而来,或由急、慢性空洞内的结核杆菌经支气管播散所致。肉眼观察:病变肺叶肿大实变,切面呈黄色干酪样,坏死物液化排出后可有急性空洞形成。镜下观察:可见广泛的干酪样坏死,肺泡腔有大量浆液纤维素性渗出物。临床上患者中毒症状明显,病情危重,病死率高。

(5)结核球:又称结核瘤,是由纤维组织包裹、境界清楚的球形干酪样坏死灶,直径 2~5cm,一般为单个,大多位于肺上叶(图 12-49)。结核球是相对静止的病灶,常无临床症状。结核球可机化和钙化转向愈合;当机体抵抗力降低时,病灶还可恶化。由于病灶周围有纤维组织包裹,药物不易进入,以手术切除治疗为宜。

(6)结核性胸膜炎:在原发性和继发性肺结核病的各个时期均可发生,按病变性质可分为渗出性和增生性两种。①渗出性结核性胸膜炎:较常见,大多发生于机体对结核杆菌的变态反

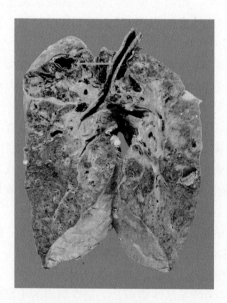

图 12-48　慢性纤维空洞型肺结核病(冠状切面)

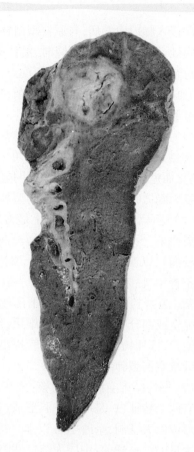

图 12-49　肺结核球

应增高时,病变主要为渗出,形成浆液纤维素性炎症。经积极治疗,一般可完全吸收而痊愈;如渗出物中纤维素较多,则可发生机化而使胸膜增厚、粘连。②增生性结核性胸膜炎:常发生于肺尖,呈局限性增生性病变,很少有浆液渗出,因而很少积液,一般通过纤维化而痊愈,因而使局部胸膜增厚、粘连。

原发性肺结核病与继发性肺结核病在诸多方面都有所不同,两者区别见表 12-6。

表 12-6　原发性肺结核病与继发性肺结核病的比较

	原发性肺结核病	继发性肺结核病
感染	初次(外源性)	再次(内源性为主)
好发年龄	儿童	成人
特异免疫力	低下	一般较高
起始部位	上叶下部或下叶上部近胸膜处	肺尖或锁骨下
病程	较短	较长
病变特点	原发综合征,不易局限	新旧交替、趋向增生,易局限
播散途径	淋巴道、血道为主	支气管为主

重点提示

肺结核分为原发性肺结核和继发性肺结核两大类。原发性肺结核是机体初次感染结核杆菌引起,多发生于儿童;继发性肺结核是机体再次感染结核杆菌而发生的肺结核病,多见于成年人,最常见类型是浸润型肺结核。

二、细菌性痢疾

细菌性痢疾是痢疾杆菌引起的一种常见肠道传染病,简称菌痢。全年均可发生,但以夏秋季最为多见。儿童发病率一般较高,成年人较少见。临床主要表现有腹痛、腹泻、里急后重、黏液脓血便等。

1. 病因及发病机制 痢疾杆菌是革兰染色阴性杆菌。根据抗原结构和生化反应不同可分为 4 个群:福氏菌、宋内志贺菌,鲍氏菌和痢疾志贺菌。所有痢疾杆菌均能产生内毒素,志贺菌还可产生外毒素。我国以福氏菌和宋内菌感染最多见。

菌痢患者和带菌者是本病的传染源。痢疾杆菌从粪便中排出后,可直接或间接(通过苍蝇等)污染食物、饮水、食具、日常生活用具和手等,再经口传染给健康人。食物和饮水的污染有时可引起菌痢的暴发流行。

痢疾杆菌经口进入消化道后,是否发病取决于多种因素。抵抗力较强的健康人大部分病菌可被胃酸杀灭,少量未被杀灭的病菌进入肠道后也可通过肠道正常菌群的拮抗作用将其排斥,使其不能侵袭肠黏膜引起发病。当肠道防御功能及全身抵抗力降低时,进入肠道的病原菌就可以侵入肠黏膜上皮细胞,在其中繁殖,而后穿过基底膜侵入黏膜固有层进一步繁殖,释放毒素,引起肠黏膜炎症反应。毒素吸收入血,引起全身中毒症状。

2. 病理变化及病理临床联系 细菌性痢疾主要发生于结肠,尤以乙状结肠和直肠为重。病变严重者,整个结肠甚至回肠下段也可受累。根据肠道病变特征、全身变化和临床经过的不同,细菌性痢疾可分为以下 3 种。

(1)急性细菌性痢疾:病变初期呈急性卡他性炎,表现为黏液分泌亢进、黏膜充血、水肿、点状出血、中性粒细胞及巨噬细胞浸润。病变进一步发展,黏膜表层坏死,形成本病特征性的假膜性炎。假膜由坏死组织与渗出的纤维素、中性粒细胞、红细胞和细菌等组成,呈糠皮样,灰白色(图 12-50)。发病 1 周后,假膜溶解、脱落,形成大小不等、形状不一的地图状浅表溃疡。炎症消退后,溃疡愈合,一般不留瘢痕。

临床上患者可出现发热、头痛、乏力、食欲缺乏及白细胞增多等全身中毒症状。炎症刺激肠蠕动亢进及肠痉挛引起阵发性腹痛及腹泻。早期为黏液稀便,后为黏液脓血便。炎症刺激直肠壁神经末梢及肛门括约肌引起排便反射,出现排便次数增多和里急后重。严重者,由于腹泻、大便次数频繁、呕吐引起明显脱水、电解质紊乱,甚至休克。

急性细菌性痢疾的自然病程为 1~2 周,经治疗大多能痊愈,少数病例可转为慢性。

(2)中毒性细菌性痢疾:多见于 2~7 岁儿童,致病菌为毒力较低的福氏菌或宋内志贺菌。本型菌痢的特征是起病急骤,肠道病变和症状常不明显,而全身中毒症状严重。发病数小时内

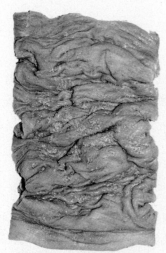

图 12-50 急性细菌性痢疾
注：结肠黏膜表面有假膜
形成，灰白色，糠皮样

可出现中毒性休克或呼吸衰竭，预后差。中毒性细菌性痢疾的发病机制尚未阐明，可能与特异性体质对细菌毒素发生强烈的过敏反应有关。

（3）慢性细菌性痢疾：细菌性痢疾病程超过 2 个月以上者称为慢性细菌性痢疾。多由急性细菌性痢疾转变而来，其中以福氏菌感染转为慢性者为多。有时病程可长达数年。肠道新旧病变并存，慢性溃疡较急性溃疡深，可达肌层，其边缘的黏膜常过度增生并形成息肉，不规则。最后肉芽组织和纤维瘢痕形成，使肠壁不规则增厚、变硬，严重者可引起肠腔狭窄。临床上可出现不同程度的肠道症状，如腹痛、腹胀、腹泻或便秘与腹泻交替出现，经常带有黏液或少量脓血。在急性发作时，可出现急性菌痢的症状。大便培养痢疾杆菌有时阳性，有时阴性。有少数慢性菌痢患者可无明显症状和体征，但大便培养持续阳性，成为慢性带菌者和传染源。

重点提示

细菌性痢疾是痢疾杆菌引起的一种常见肠道传染病，以夏秋季最为多见；菌痢患者和带菌者是本病的传染源，通过消化道传播；病变初期为急性卡他性炎，特征性病变为假膜性炎。

三、流行性脑脊髓膜炎

流行性脑脊髓膜炎是由脑膜炎双球菌引起的脑脊髓膜的急性化脓性炎症，简称流脑。好发于儿童及青少年。发病急，传播迅速，冬春季多见。临床表现为寒战、高热、头痛、呕吐、颈项强直及皮肤瘀点等。

1. 病因和发病机制　脑膜炎双球菌存在于患者或带菌者的鼻咽部，借飞沫经呼吸道传播。细菌进入上呼吸道后，大多数只引起局部炎症，成为带菌者；只有少数人因机体抵抗力低下或侵入的菌量多、毒力强，细菌从上呼吸道黏膜侵入血流并生长繁殖，引起菌血症或败血症，再随血流到达脑脊髓膜引起化脓性脑脊髓膜炎。

2. 病理变化　肉眼观察：脑脊髓血管高度扩张充血；蛛网膜下腔充满大量灰黄色脓性渗出物，覆盖于脑沟、脑回表面，以致脑沟、脑回模糊不清，以大脑额叶、顶叶最为明显。由于炎性渗出物的阻塞，使脑脊液循环发生障碍，可引起不同程度的脑室扩张（图 12-51）。

镜下观察：蛛网膜血管高度扩张充血，蛛网膜下腔增宽，其中含有大量中性粒细胞、少量单核细胞、淋巴细胞和纤维素（图 12-52）。脑实质一般无明显病变，仅有轻度水肿。严重病例邻近脑膜的脑实质也可出现炎症，使神经细胞变性，称为脑膜脑炎。

3. 病理临床联系

（1）颅内压升高症状：表现为头痛、喷射性呕吐、小儿前囟饱满等。这是由于脑膜血管充血，蛛网膜下腔渗出物堆积，蛛网膜颗粒因脓性渗出物阻塞而影响脑脊液吸收所致，如伴有脑

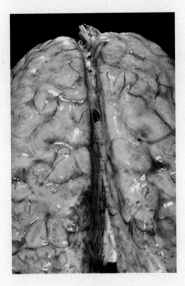

图 12-51 流行性脑脊髓膜炎（肉眼观）

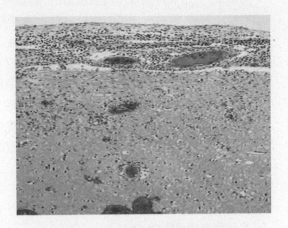

图 12-52 流行性脑脊髓膜炎（镜下观）
注:蛛网膜下腔充满脓性渗出物,血管扩张充血

水肿,则颅内压升高更明显。

(2)脑膜刺激症状:由于炎症累及脊神经根周围的蛛网膜、软脑膜及软脊膜,致使神经根在通过椎间孔处受压,当颈部或腰背部肌肉运动时可引起疼痛及保护性痉挛,表现为颈后疼痛、颈项强直、屈髋伸膝征阳性等,在婴幼儿还可出现角弓反张。

(3)脑脊液的变化:脑脊液压力上升,混浊不清,含大量脓细胞,蛋白含量增多,糖含量减少。经涂片和培养检查可找到脑膜炎双球菌。脑脊液检查是本病诊断的一个重要依据。

(4)败血症:患者临床表现为寒战、高热、头痛及外周血中性粒细胞增高。皮肤、黏膜瘀点、瘀斑,经瘀点采血涂片可查到脑膜炎双球菌。这主要是由于皮肤小血管被细菌栓塞、被毒素刺激所致。

4. 结局和并发症 经及时有效的治疗,大多数患者可痊愈。如治疗不当,病变可由急性转为慢性,并可发生以下后遗症:①脑积水,由于脑膜粘连,脑脊液循环障碍所致;②脑神经受损麻痹,如耳聋、视力障碍、斜视、面神经瘫痪等;③脑底脉管炎致管腔阻塞,引起相应部位脑缺血和梗死。

重点提示

引起流行性脑脊髓膜炎的致病菌是脑膜炎双球菌,病变性质是脑脊髓膜的急性化脓性炎症;脑膜炎双球菌存在于患者或带菌者的鼻咽部,借飞沫经呼吸道传播。

四、流行性乙型脑炎

流行性乙型脑炎简称乙脑,是由乙型脑炎病毒引起的,以神经细胞变性、坏死为主的急性中枢神经系统传染病。本病起病急、病情重、预后差、病死率高。儿童发病率高于成人,尤以10岁以下儿童多见,常在夏秋季流行。主要表现有高热、头痛、嗜睡、抽搐及昏迷。

1. 病因和发病机制 乙型脑炎病毒为嗜神经性 RNA 病毒,传染源为乙型脑炎病人和中间宿主家畜(牛、马、猪等隐性感染率最高)、家禽,传播媒介为库蚊、伊蚊和按蚊(在我国主要为三节吻库蚊)。带病毒的蚊子叮人吸血时,病毒可侵入人体,先在血管内皮细胞及全身单核巨噬细胞系统中繁殖,然后入血引起短暂病毒血症。病毒是否进入中枢神经系统,取决于机体的免疫力和血-脑屏障功能状态。成人因免疫力较强,血-脑屏障健全,多为隐性感染。儿童病例多因免疫力较低,血脑屏障功能不健全,病毒易侵入中枢神经系统,在神经细胞内繁殖,引起病变。

2. 病理变化 本病病变广泛累及整个中枢神经系统灰质,但以大脑皮质及基底核、视丘最为严重,小脑皮质、延髓及脑桥次之,脊髓病变最轻,常仅限于颈段脊髓。

肉眼观察:软脑膜充血、水肿明显,脑回变宽,脑沟变窄;切面脑皮质见粟粒或针尖大小、半透明软化灶,其境界清楚,弥散分布或聚集成群,一般以顶叶及丘脑等处最为明显。镜下可出现以下病变。

(1)血管变化和炎症反应:脑血管高度扩张充血,脑组织水肿,血管周围间隙增宽,以淋巴细胞、单核细胞和浆细胞为主的炎性细胞呈灶状浸润,分布于变性和坏死的神经元或血管周围间隙呈袖套状(图 12-53)。

(2)神经细胞变性、坏死:病毒在神经细胞内生长增殖,导致神经细胞的损伤,轻者神经细胞变性肿胀,尼氏体消失,细胞质内出现空泡、核偏位。严重者神经细胞可发生核浓缩、溶解消失等坏死变化。在变性、坏死的神经细胞周围,常有增生的少突胶质细胞围绕,称为神经细胞卫星现象。小胶质细胞及中性粒细胞侵入变性坏死的神经细胞内,称为噬神经细胞现象(图 12-54)。

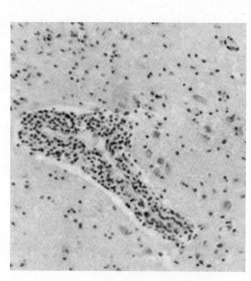

图 12-53 淋巴细胞呈袖套状浸润

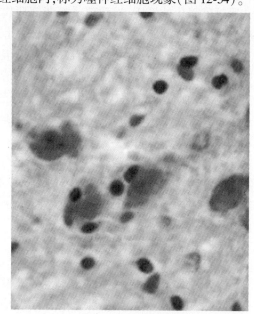

图 12-54 噬神经细胞现象

(3)软化灶形成:局灶性神经组织坏死或液化,形成染色较浅、质地疏松、边界清楚的筛网状软化灶(图 12-55),为本病的特征性病变。

(4)胶质细胞增生:小胶质细胞增生明显,形成小胶质细胞结节,多位于小血管或坏死的神经细胞附近。

3. 临床病理联系　由于神经细胞的广泛变性、坏死，引起中枢神经系统功能障碍，可导致患者出现嗜睡、抽搐，甚至昏迷。脑内血管扩张、充血、血流停滞，血管内皮细胞受损，使血管壁的通透性升高，导致脑水肿，引起颅内压升高，患者出现头痛、呕吐，严重者形成脑疝，其中小脑扁桃体疝可致延髓呼吸中枢受压而致死。由于脑膜有不同程度的反应性炎症，临床上有脑膜刺激症状和脑脊液中细胞数增多的现象。

4. 结局及并发症　多数患者经过及时有效的治疗，在急性期后可痊愈。病变较重者，可出现痴呆、语言障碍、肢体瘫痪及脑神经麻痹引起的吞咽困难、中枢神经性面瘫等后遗症。

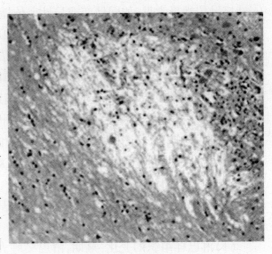

图 12-55　筛状软化灶

流行性脑脊髓膜炎与流行性乙型脑炎的比较见表 12-7。

表 12-7　流行性脑脊髓膜炎与流行性乙型脑炎的比较

	流行性脑脊髓膜炎	流行性乙型脑炎
病原体	脑膜炎双球菌	乙型脑炎病毒
传染源	患者或带菌者	患者和中间宿主
传染途径	呼吸道飞沫传播	蚊虫叮咬
流行季节	冬春季	夏秋季
病变性质	脑、脊髓膜的急性化脓性炎症	脑、脊髓实质的急性变质性炎症
临床特点	颅内压升高和脑膜刺激征为主	嗜睡、抽搐和昏迷等脑实质损害症状为主

重点提示

引起流行性乙型脑炎的致病菌是乙型脑炎病毒，病变性质是以神经细胞变性、坏死为主的急性中枢神经系统传染病；传染源为患者和中间宿主家畜、家禽，传播媒介为蚊子。

五、艾 滋 病

艾滋病即获得性免疫缺陷性综合征（AIDS），是由人类免疫缺陷病毒（HIV）感染引起的。HIV 主要侵犯辅助 T 淋巴细胞，使机体细胞免疫功能部分或完全丧失，继而发生条件致病菌感染、恶性肿瘤等。艾滋病自发现以来，已流行到世界各地，由于其传播速度快，病死率高，目前尚无治愈该病的有效方法，因此实施各种预防措施，对预防艾滋病的流行尤其重要。

（一）病因及发病机制

AIDS 的病原体是人类免疫缺陷病毒（HIV），属于 RNA 反转录病毒，分为 HIV-1 和 HIV-2 两个亚型。AIDS 的传染源为不同病程的 AIDS 患者及 HIV 无症状携带者，主要传播途径有：

①性接触传播最常见,如同性恋或异性恋传播;②血液传播,如输血、共用注射器等;③母婴垂直传播,经胎盘、产道和母乳喂养途径传播;④其他,器官移植、医务人员的职业性感染等。

HIV 在干燥环境不能存活,可为一般消毒和清洁剂灭活。

HIV 进入人体血液后与 CD_4^+T 细胞表面的一些特异性受体结合进入 CD_4^+T 淋巴细胞和巨噬细胞,然后整合入宿主基因组,进行新病毒颗粒的复制,同时引起受感染的 CD_4^+T 细胞发生溶解坏死。新的病毒颗粒以芽生的方式逸出 CD_4^+T 细胞,而后继续感染其他的 CD_4^+T 细胞,造成 CD_4^+T 细胞的大量破坏,由于 CD_4^+T 细胞在免疫应答中起着关键的核心作用,它的大量破坏必然使免疫平衡被破坏,造成免疫缺陷,从而引起机会性感染和恶性肿瘤的发生。

(二)病理变化及病理临床联系

1. 病理变化　病变可归纳为全身淋巴样组织的变化,机会性感染和恶性肿瘤 3 个方面。

(1)淋巴样组织的变化:早期,淋巴结肿大。最初淋巴滤泡明显增生,生发中心活跃,髓质出现较多浆细胞。晚期淋巴结几乎消失殆尽,无淋巴滤泡及副皮质区之分,仅有一些巨噬细胞和浆细胞残留。

(2)机会性感染:多发性机会感染是本病另一特点,感染的范围广泛,可累及各器官,其中以中枢神经系统、肺、消化道的疾病最为常见。约 50% 患者有卡氏肺孢子虫肺炎,70% 的病例中有中枢神经系统受累。

(3)恶性肿瘤:艾滋病患者由于细胞免疫功能缺陷导致免疫监视功能丧失,易并发恶性肿瘤,也是艾滋病患者常见的死亡原因。最常见为卡波西(Kaposi)肉瘤,一种非常罕见的血管增殖性疾病。目前认为是诊断 AIDS 的标记性病变,可广泛分布于体表任何部位或体内任何器官,以下肢最为多见。

2. 病理临床联系　艾滋病的临床症状多种多样,一般初期症状似流感,出现咽痛、发热和肌肉酸痛等。随着病情加重,症状日渐增多,不断出现原因不明的持续性发热、乏力、消瘦和腹泻,明显的机会性感染及恶性肿瘤。血液化验可见淋巴细胞明显减少,CD_4^+ T 细胞减少尤为显著。

(三)结局

本病的预后差,目前尚无确切有效的疗法,病死率高,因此大力开展艾滋病的预防工作至关重要。

重点提示

　艾滋病是由人类免疫缺陷病毒(HIV)感染引起的人类获得性免疫缺陷性综合征(AIDS),主要传播途径有性接触传播、血液传播、母婴垂直传播等。

讨论与思考

1. 根据所学知识说出细菌性痢疾的病变性质。
2. 艾滋病的传播途径有哪些?如何预防艾滋病?

(汪　鹏)

实 验 指 导

实验目的:通过大体标本和组织切片观察,掌握或了解某些基本病理过程和器官疾病的病理变化特征。

实验注意事项:①实验前必须预习实验指导、复习相关解剖学内容,了解实验内容和要求;②实验时要严肃认真,仔细观察标本,及时完成实验作业;③爱护标本、器材,如有损坏及时报告老师;④遵守实验室规则,保持安静,课后清点、整理标本、器材,进行清洁卫生工作。

实验 1　细胞和组织的适应、损伤及修复

【实验目的】

1. 掌握变性、坏死的类型及形态学变化。

2. 熟悉细胞和组织适应性反应的常见类型。

3. 熟悉肉芽组织的镜下观特点。

【实验内容与方法】

1. 大体标本观察

(1)脑萎缩:脑体积缩小、重量减轻,脑回变窄,脑沟加深加宽。

(2)肝脂肪变性:肝体积增大,重量增加,边缘变钝、颜色变黄,有油腻感。

(3)坏疽性阑尾炎:阑尾肿胀、颜色发黑、污浊。

(4)肾水变性:肾体积增大,颜色苍白、晦暗似开水煮过,皮质髓质分界不清。

2. 组织切片观察

(1)心肌水变性:发生水变性的心肌细胞主要分布在心内膜下。心肌细胞内见大小不等的空泡。

(2)肝细胞脂肪变性:肝小叶结构存在,发生脂肪变性的肝细胞肿胀变圆,肝索变粗、扭曲,肝窦狭窄,细胞质内出现大小不等、边界清楚的圆形小空泡,重者空泡融合变大,整个细胞质被一大空泡占据,细胞核被挤压变扁而位于细胞一侧。

(3)肉芽组织:处于早期的,镜下可见丰富的血管和成纤维细胞。成纤维细胞呈短梭形,两端尖,可见少量红染的细胞质,细胞核卵圆形。间质疏松水肿,大量中性粒细胞浸润。中后期的,胶原纤维明显增加,成纤维细胞已转变为纤维细胞;血管减少,但仍能看出血管向着创面生长的特点;炎性细胞已消退。

实验 2　局部血液循环障碍

【实验目的】

1. 熟悉肺淤血、肝淤血、脾肾贫血性梗死和肺出血性梗死的主要病理变化。

2. 绘出肺淤血镜下低倍图。

【实验内容与方法】

1. 大体标本观察

(1)慢性肺淤血:肺体积增大,呈暗红色,切面流出泡沫状红色血性液体。

(2)慢性肝淤血:肝体积增大,包膜紧张,表面和切面可见红黄相间的网络状图纹。

(3)混合血栓:呈灰白与红色交替的圆柱状结构,表面干燥、无光泽。

(4)肺出血性梗死:梗死灶多位于肺下叶边缘,呈暗红色锥体形,尖端指向肺门,底部位于肺膜面,边界清楚。

2. 组织切片观察

(1)肺淤血:肺泡壁增宽,毛细血管扩张充血,肺泡腔内有水肿液及多数巨噬细胞和红细胞、心衰细胞。

(2)肝淤血:肝小叶中央静脉及附近肝窦扩张充血,肝细胞萎缩或坏死,肝小叶边缘带肝细胞脂肪变性。

实验 3　炎　　症

【实验目的】

通过大体标本和组织切片观察,认识炎症的基本病变。

【实验内容与方法】

1. 大体标本观察

(1)变质性炎(急性重型肝炎):肝体积明显缩小,包膜皱缩、切面呈黄色或红褐色,有些区域呈现红黄相间的小斑纹。

(2)黏膜假膜性炎(细菌性痢疾):结肠黏膜表现有一层灰黄色、糠皮样假膜,部分假膜已脱落,形成多数大小不一、形态不规则的浅表溃疡,因肠黏膜充血、水肿而增厚。

(3)浆膜纤维素性炎(胸膜):胸膜不光滑,失去正常光泽,表面有灰白色絮状纤维蛋白覆盖。

(4)化脓性阑尾炎:整个阑尾肿胀变粗,浆膜面高度充血,失去正常光泽,有灰黄色脓性渗出物附着。切面见阑尾壁增厚,腔内有脓性渗出物积聚。

(5)脓肿(肝):肝切面上有较大脓腔,腔内脓液部分流出,仍有脓液附着在脓肿周围为增生纤维结缔组织,与肝组织分界清楚。

(6)慢性胆囊炎:胆囊增大,表面灰褐色,切面胆囊腔扩大,黏膜粗糙不平,如绒毯状,囊壁增厚,腔内可见结石。

(7)子宫颈息肉:子宫颈外口突出,下垂一个带蒂的结节状肿物,蒂与宫颈内口相连,直径约 1cm,呈红色。

2. 组织切片观察

(1)各种炎症细胞示教:①中性粒细胞,细胞核紫蓝色,呈分叶状,以 2~3 叶居多,细胞质淡粉红色,苏木素伊红(HE)染色中性颗粒不明显。②嗜酸粒细胞,与中性粒细胞相似,细胞质内可见粗大红染颗粒,核常为二叶。③淋巴细胞,体积较小,核大而圆,浓染呈深紫色,细胞质极少。④单核细胞,体积较大,核呈椭圆形或肾形,常偏于细胞一侧,核染色较淡,染色质分布均匀,细胞质丰富、淡红染。⑤浆细胞,体积较中性粒细胞大,胞体呈椭圆形,核偏于一侧,核染色质呈车轮状排列,细胞质略带嗜碱染色。

(2)急性化脓性阑尾炎:病变的阑尾黏膜层、黏膜下层、肌层及浆膜层皆可见大量中性粒细胞浸润,并有水肿、充血,浆膜面有渗出的纤维素和中性粒细胞组成的薄膜覆盖。阑尾腔内有变性、坏死的中性粒细胞(脓细胞)。

(3)炎性息肉(鼻息肉或子宫内膜息肉):息肉表面被覆单层柱状上皮,上皮下结缔组织间质疏松、水肿、充血、腺体增生及各种炎性细胞浸润。

实验 4　肿　　瘤

【实验目的】

1. 熟悉一些常见良性、恶性肿瘤的一般形态特点及镜下改变。

2. 比较良、恶性肿瘤的异型性。

3. 比较癌和肉瘤的镜下特点。

4. 绘出高分化鳞状细胞癌镜下简图。

【实验内容与方法】

1. 大体标本观察

(1)皮肤乳头状瘤:肿瘤突出于皮肤表面,外形似桑葚,肿瘤基部有蒂,无浸润现象,切面肿物呈乳头状,灰白色,界限清楚。

(2)卵巢浆液性囊腺瘤:肿瘤呈圆形或椭圆形,有包膜,囊内充满半透明浆液。

(3)纤维瘤:肿瘤呈结节状,边界清楚,有包膜。切面灰白色,呈编织状,质地韧。

(4)脂肪瘤:肿瘤呈圆形或扁圆形,分叶状,包膜完整,黄色,质软(似正常脂肪组织)。切面见瘤组织内有纤细的纤维组织间隔。

(5)子宫平滑肌瘤:子宫肌层、内膜下或浆膜下可见多个大小不等的球形结节,境界清楚,质韧。切面灰白色,可见旋涡状或编织状结构。

(6)畸胎瘤:肿瘤为圆形或椭圆形肿物,包膜完整,表面光滑。切面见囊腔内充满黄色油脂样物(皮脂)和毛发,有的含骨组织、软骨组织、黏液或浆液,囊壁一侧部分增厚,形成头节(多种组织成分常在该处生成)。

(7)胃癌:息肉型,癌组织向黏膜表面呈息肉状,突入胃腔内,灰白色,质脆;溃疡型,胃黏膜面可见较大溃疡,溃疡边缘隆起,周边不整,底部凹凸不平,深达肌层。

(8)食管癌:蕈伞型(剖开),食管壁明显增厚,有一扁平蘑菇状物突出黏膜表面,表面有坏死、出血。髓质型(剖开),癌组织呈现灰白色,食管壁增厚。

(9)原发性肝癌:巨块型肝癌,肝内有近圆形肿块,瘤体为灰白色,无包膜;结节型肝癌,肝切面有多个大小不等、圆形或椭圆形肿瘤结节,有的结节内有出血、坏死性改变。

(10)乳腺癌:表面皮肤呈橘皮样,乳头凹陷,切面呈灰白色,边界不清并浸润周围组织。

(11)肺癌。中央型肺癌:肺门部可见灰白色肿块,与主(叶)支气管关系密切,形状不规则,与肺组织分界不清,切面灰白色、干燥、质脆,可有坏死。周围型肺癌:肺叶周边部近胸膜处见结节或球形肿块,灰白色,边界不清,无包膜。

2. 组织切片观察

(1)皮肤乳头状瘤:低倍镜,肿瘤呈乳头状,实质为增生的鳞状上皮,间质为血管及纤维组织,并有少量炎性细胞浸润。高倍镜,瘤细胞分化成熟,排列似正常鳞状上皮,细胞层次增多,可见角化,基膜完整。

(2)鳞状细胞癌:低倍镜,癌细胞呈巢状排列,即癌巢。癌巢呈片状或条索状,与间质分界清楚。高分化鳞癌癌巢中可见层状红染的圆形或不规则形角化珠,低分化鳞癌则不见或少见角化物质。高倍镜,高分化鳞癌细胞分化较好,体积较大,多边形,核大深染,可见核分裂象,癌巢中心有角化珠。低分化鳞癌细胞分化差,癌巢内癌细胞极性、层次不分明,癌细胞呈多角形或圆形,排列紊乱,大小不等,核大,染色体分布不均,病理性核分裂象常见,癌巢中无角化珠,间质有炎性细胞浸润。

(3)腺瘤(大肠息肉状腺瘤):低倍镜,瘤组织由多数腺腔及间质构成。腺腔大小、形状较一致。高倍镜,瘤细胞与正常大肠腺上皮相似,分化程度高,呈柱状,有杯状细胞,细胞大小形状较一致。间质由血管和结缔组织构成,有炎性细胞浸润。

(4)腺癌:低倍镜,癌细胞排列呈腺管状,多层且层次紊乱,管腔大小不一。高倍镜,细胞形态不一,核分裂象易见。

(5)纤维瘤:瘤组织由梭形纤维细胞组成,瘤细胞排列成编织状或束状,瘤细胞异型性小,与正常纤维细胞相似。

(6)纤维肉瘤:低倍镜,瘤组织由纵横交错呈束状或旋涡状排列的梭形细胞组成,瘤细胞丰富,呈弥漫分布,间质有薄壁血管和少量结缔组织。高倍镜观察:瘤细胞大小不等呈梭形或椭圆形,似成纤维细胞,但有明显异型性,并见瘤巨细胞,核分裂多见。

实验5　心血管系统疾病

【实验目的】

1. 观察原发性高血压时心脏、肾、冠状动脉粥样硬化及心肌梗死、脑动脉粥样硬化、风湿性心肌炎的主要病理变化。

2. 绘出风湿小体、冠状动脉粥样硬化的镜下简图。

【实验内容与方法】

1. 大体标本观察

(1)原发性高血压的心脏:心脏体积增大、重量增加、左心室壁增厚,乳头肌和肉柱增粗。

(2)原发性高血压的肾:肾体积缩小,重量减轻,质地变硬,表面呈均匀、弥漫性分布的细小颗粒,切面肾皮质变薄。

(3)冠状动脉粥样硬化:左冠脉前降支内膜面可见黄色粥样斑块,横切面呈新月状,管壁明显增厚,管腔严重狭窄。

(4)脑动脉粥样硬化:脑基底动脉粗细不等,管壁厚薄不均,通过血管外膜可见灰黄色粥样斑块。

(5)风湿性心内膜病:二尖瓣关闭不全者,二尖瓣瓣叶、腱索、乳头肌等缩短、粘连和变形;二尖瓣狭窄者,瓣叶广泛增厚、粘连,腱索融合、缩短,瓣叶僵硬,导致瓣口变形和狭窄,狭窄显著时成为一个裂隙样的孔(鱼口状)。

2. 组织切片观察

(1)冠状动脉粥样硬化:低倍镜下见冠状动脉内膜部分增厚,明显隆起,表层为增生的纤维组织,并发生玻璃样变性,呈匀质伊红染色,深层可见无结构红染的坏死物。高倍镜下见底部及周边部可见肉芽组织、少量泡沫细胞和淋巴细胞浸润。

(2)心肌梗死:为典型凝固性坏死,梗死心肌细胞核消失,细胞轮廓保持,梗死灶周围可见充血、出血带。

(3)风湿性心肌炎:低倍镜下见心肌间质小血管附近有梭形或椭圆形的病灶,即风湿小体。高倍镜下见风湿小体中央为红染、无结构的纤维蛋白样坏死物,四周有大量风湿细胞。风湿细胞体积大,细胞质丰富,嗜碱性,核大呈卵圆形,核膜清晰。染色质集中于核的中央,核的横切面状似枭眼,纵切面上,染色质状如毛虫。

实验 6 呼吸系统疾病

【实验目的】

1. 掌握大叶性肺炎、支气管肺炎的病理变化。

2. 了解慢性支气管炎、肺气肿的病理变化。

【实验内容与方法】

1. 大体标本观察

(1)肺气肿:肺体积增大,边缘钝圆,质地柔软,色苍白,失去弹性。切面呈蜂窝状,严重者可见直径超过 1cm 的肺大疱(多位于肺尖、胸膜下)。

(2)肺心病:右心室壁肥厚,心脏扩张,心尖钝圆,肺动脉圆锥膨隆,肺动脉瓣下 2cm 处右心室壁厚度超过 5mm。

(3)大叶性肺炎:灰色肝样变期病变肺叶增大,质实如肝,切面灰白色、颗粒状。

(4)支气管肺炎:肺表面和切面见多发性、散在分布的灰黄色实变病灶,病灶范围约 1cm^2(相当于肺小叶范围)。肺下叶部分区域病灶互相融合形成融合性支气管肺炎。

2. 组织切片观察

(1)肺气肿:镜下观察,肺泡扩张,间隔变窄,肺泡孔扩大,肺泡间隔断裂,扩张的肺泡融合成较大的囊腔;肺毛细血管床明显减少,肺小动脉内膜呈纤维性增厚。小支气管和细支气管可见慢性炎症。

(2)大叶性肺炎(灰色肝样变期):低倍镜观察,肺泡壁毛细血管狭窄或闭塞,肺泡腔内充满大量渗出物,主要是纤维蛋白及中性粒细胞;高倍镜观察,肺泡腔内纤维蛋白常通过肺泡间孔与邻近肺泡相连。

(3)支气管肺炎:低倍镜观察,病变呈灶状分布,多数病变灶内包含细支气管;高倍镜观察,细支气管黏膜上皮坏死,管壁充血、水肿、中性粒细胞浸润,管腔内可见脱落的上皮细胞和渗出的中性粒细胞和浆液。细支气管周围的肺泡腔内充满渗出物,主要是浆液和中性粒细胞,肺泡壁充血及炎性细胞浸润。病灶周围的肺组织可出现代偿性肺气肿。

实验 7 消化系统疾病

【实验目的】

通过实验认识慢性胃溃疡和结节性肝硬化的大体形态学特征,借助显微镜辨认它们的病变特征。

【实验内容与方法】

1. 大体标本观察

(1)慢性胃溃疡:胃小弯近幽门处黏膜面见一溃疡,呈椭圆形,边缘整齐,溃疡周边黏膜皱襞呈放射状排列,溃疡底部平坦。

(2)结节性肝硬化:肝体积缩小,重量减轻,肝表面不平滑,可见多数凸出于表面的大小不等的半圆形结节。切面见多数弥漫性散在的圆形、椭圆形的黄褐色小结节,结节周围有纤细的灰白色纤维组织包绕,肝被膜增厚。

2. 组织切片观察

(1)慢性胃溃疡:低倍镜观察,溃疡基底依次为炎性渗出物、坏死组织、肉芽组织,深部见大量纤维组织,其中胶原纤维较多,代替了原来的肌层;高倍镜详细观察各层变化。

(2)结节性肝硬化:低倍镜观察,正常肝小叶结构消失,代之大小不一,呈圆形或椭圆形的肝细胞集团,四周被增生的纤维包绕,此为假小叶。假小叶内肝细胞大小不等,肝细胞索排列紊乱,中央静脉缺如或偏位,假小叶周围的结缔组织中可见新生的小胆管及炎性细胞浸润。高倍镜观察,再生的肝细胞较大,深染,可有双核。

实验 8 泌尿系统疾病

【实验目的】

1. 掌握急性弥漫性增生性肾小球肾炎的病理改变。

2. 了解弥漫性新月体性肾小球肾炎,弥漫性膜性肾小球肾炎的病理改变。

3. 掌握慢性硬化性肾小球肾炎的病理改变。

4. 了解慢性肾盂肾炎的病理改变。

【实验内容与方法】

1. 大体标本观察

(1)急性弥漫性增生性肾小球肾炎:肾大,被膜紧张,切面皮质增厚。新鲜标本表面充血,称"大红肾"。有的肾表面有散在的出血点,称"蚤咬肾"。

(2)弥漫性膜性肾小球肾炎:肾大,颜色苍白,有"大白肾"之称。

(3)慢性硬化性肾小球肾炎:肾体积缩小,重量减轻,质地变硬,表面呈弥漫性细颗粒状。切面皮质变薄,皮髓质界限不清,肾盂周围脂肪组织增多,故称颗粒性固缩肾。

(4)慢性肾盂肾炎:肾体积缩小,质地变硬,表面有不规则、凹陷性瘢痕。切面皮髓质分界不清,肾盂周围脂肪增多。

2. 组织切片观察

（1）急性弥漫性增生性肾小球肾炎：①低倍镜可见肾小球弥漫增生，几乎累积所有肾小球。②高倍镜可见肾小球体积增大，内皮细胞和系膜细胞增多，病变广泛，可见中性粒细胞和单核细胞浸润，毛细血管管腔狭窄或闭塞，肾小囊稍狭窄。

（2）弥漫性新月体性肾小球肾炎：部分肾小球球囊内壁层有新月体形成。新月体由上皮细胞和纤维素构成。肾间质可见中性粒细胞和淋巴细胞浸润。可见部分新月体发生玻璃样变，所属肾小管萎缩。

（3）弥漫性膜性肾小球肾炎：肾小球毛细血管基膜弥漫性增厚，管腔狭窄。银染色，基膜染成黑色，可显示增厚的基膜及基膜样物质形成钉突。

（4）慢性硬化性肾小球肾炎：大部分肾小球纤维化、玻璃样变。所属肾小管萎缩或消失，间质纤维化，伴有淋巴细胞及浆细胞浸润。间质纤维化使肾小球相互靠拢。病变轻的肾单位出现代偿性改变，肾小球体积增大，肾小管扩张，腔内可见各种管型。

（5）慢性肾盂肾炎：部分肾小球发生玻璃样变和纤维化，肾小管萎缩。部分肾小管代偿性扩张，扩张的肾小管内可出现均质红染的蛋白管型，形似甲状腺滤泡。肾间质内有淋巴细胞、浆细胞和单核细胞浸润及间质纤维化。肾盂和肾盏黏膜及黏膜下组织出现慢性炎性细胞浸润及纤维化。

实验9 传 染 病

【实验目的】

1. 通过肉眼和镜下观察，掌握结核病、细菌性痢疾、流行性脑脊髓膜炎及流行性乙型脑炎的病理改变特点。

2. 绘出结核结节的镜下简图。

【实验内容与方法】

1. 大体标本观察

（1）肺原发复合征：病变肺叶见圆形、灰黄色干酪样坏死灶，此病灶中的结核杆菌沿淋巴管蔓延，到所属肺门淋巴结，引起结核性淋巴管炎和淋巴结炎。

（2）浸润型肺结核：标本为成人肺，病变由局灶性肺结核发展而来，中央为干酪样坏死灶，与周围境界清楚，干酪样坏死物质液化经支气管排出后可形成急性空洞。

（3）慢性纤维空洞型肺结核：标本为成人肺。病变肺可见较大空洞，空洞内坏死物已完全脱落干净，内面光滑，和周围境界清楚，有一厚层纤维组织将其包绕，附近组织有显著的纤维组织增生，胸膜增厚。

（4）肺结核球：肺内见孤立的有纤维包裹境界分明的球形病灶，肺结核球为相对静止的病变，可保持多年无进展，亦可恶化，经支气管播散。

（5）细菌性痢疾：标本为一段结肠，黏膜充血、水肿，表面被覆一层灰黄色或灰褐色干燥，似"糠皮"状的假膜。有的区域假膜脱落形成大小不等、形状不一的浅在性溃疡。

2. 组织切片观察

（1）结核结节：镜下肺组织中可见散在的大量大小相似的结核结节，结节中央无明显的干酪样坏死物，但可见多量放射状排列的上皮样细胞，及多个体积巨大的郎汉斯巨细胞，外围可见薄层纤维组织围绕，其中有大量淋巴细胞和少量成纤维细胞。

（2）流行性乙型脑炎：镜下可见透明区主要位于脑皮质内，呈大小不等的圆形或类圆形，其中神经元细胞及胶质细胞变性坏死消失，仅见淡染的疏松海绵状结构及一些核碎片，此即软化灶。脑实质内血管扩张充血，血管周围淋巴间隙扩大，并有淋巴细胞、单核细胞等围管性浸润。胶质细胞增生聚集形成胶质小结。

《病理学基础》数字化辅助教学资料

一、网络教学资料

1. 网址 www.ecsponline.com/topic.php? topic_id＝29

2. 内容

(1)教学大纲及学时安排

(2)教学用 PPT 课件

二、手机版数字化辅助学习资料

1. 网址(二维码)

2. 内容

(1)知识点/考点标注及正确答案

(2)练习题:每本教材一套,含问答题、填空题、选择题等多种形式

(3)模拟试卷

三、相关选择题答案

第1章　绪论

1. E　　2. A　　3. A　　4. A　　5. B　　6. A　　7. E　　8. A

第2章　疾病概论

1. D　　2. A　　3. A　　4. D　　5. C　　6. C　　7. C　　8. B　　9. B　　10. A

11. D　　12. A　　13. A

第3章　细胞和组织的适应、损伤与修复

1. A　　2. B　　3. C　　4. D　　5. B　　6. E　　7. B　　8. C　　9. B　　10. C

11. D　　12. A　　13. A　　14. B　　15. D

第4章　局部血液循环障碍

1. B　　2. B　　3. D　　4. E　　5. E　　6. A　　7. E　　8. D　　9. A　　10. C

11. E　　12. C　　13. E　　14. B　　15. B　　16. C　　17. A　　18. C　　19. C　　20. D

21. B　　22. B　　23. C　　24. C　　25. B

第5章　水肿

1. B　　2. C　　3. D　　4. C　　5. C　　6. A　　7. E　　8. E　　9. A　　10. B

11. E　　12. A

第6章　炎症

1. A　　2. C　　3. A　　4. C　　5. C　　6. C　　7. E　　8. A　　9. B　　10. D

11. E　　12. D　　13. D　　14. D　　15. B　　16. A　　17. D　　18. E　　19. A　　20. D

第7章　肿瘤

1. D　　2. E　　3. B　　4. C　　5. C　　6. A　　7. D　　8. C　　9. C　　10. B

11. E 12. D 13. C 14. B 15. C 16. B 17. C 18. B 19. A 20. C

第8章 水、电解质代谢紊乱

1. C 2. D 3. A 4. D 5. B 6. E 7. D 8. A 9. C 10. B

11. C 12. A 13. B 14. A 15. D 16. A 17. B 18. C

第9章 发热

1. B 2. A 3. E 4. B 5. D 6. E 7. C 8. B 9. A 10. B

11. B 12. E 13. B 14. C 15. D 16. A 17. A 18. B 19. A

第10章 休克

1. D 2. B 3. A 4. E 5. C 6. A 7. B 8. D 9. B 10. E

11. D 12. A 13. D 14. D 15. D 16. A 17. B 18. A 19. A

第11章 缺氧

1. C 2. D 3. A 4. D 5. C 6. D 7. C 8. C 9. D 10. D

11. C 12. B 13. A 14. C 15. A 16. B 17. A 18. A 19. C 20. B

21. A

第12章 常见疾病

第一节 心血管系统疾病

1. B 2. S. A 4. E 5. D 6. E 7. B 8. C 9. E

第二节 呼吸系统疾病

1. B 2. C 3. B 4. A 5. B 6. C 7. D 8. B 9. D 10. D

11. D

第三节 消化系统疾病

1. A 2. B 3. E 4. D 5. B 6. D 7. C

第四节 泌尿系统疾病

1. D 2. B 3. B 4. D 5. D 6. A 7. B 8. C 9. B 10. C

11. D

第五节 传染病

1. D 2. B 3. C 4. A 5. C 6. A 7. B 8. D 9. C 10. C

11. E